看不見，怎麼下棋、
上網、過馬路？
從平凡中看到不平凡，
視障者的日常
和你一樣豐富自在！

視障者的機智生活

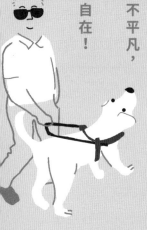

全國首位全盲社工師

藍介洲——著

導讀

視障者重建生活的笑與淚

王晴紋 中華民國視障者家長協會理事長、臺北市視障者家長協會總幹事，同時也是一位先天性全盲兒的母親。

　　初次見到藍介洲是二十年前，當時我擔任臺北市視障者家長協會理事長，他來協會應徵社工員。我知道他之前放棄公務員穩定的工作和收入，進入臺大社會工作研究所研讀並取得碩士學位，重返職場選擇的卻是處於草創階段的社福團體，不僅從基層做起，薪資也遠比深造前低。

　　雖然我不曾直接詢問原委，但大致能體會他想運用所學反饋其他視障者的心願，就如此書的內容，沒有隻字片語提及個人的抱負與理念，甚至是詼諧、逗趣。然讀者在莞爾一笑後，伴隨的可能是淚光，而淚光未止，笑意又上。他在書末說道：「生命中難免有一些磨難，如果每件事都要這麼敏

感、這麼糾結、這麼顧忌，到頭來只會自己卡死自己⋯⋯還不如試著自我調侃、自我解嘲一番，讓生命看起來可以更有趣、更有意思。」這是藍介洲的生命態度，也是他想傳達給視障者和一般讀者的深義。

臺灣目前的視障人口約5萬6千人，占總人口的2.4‰，其中全盲及重度視障者約30%；也就是1000人之中有2位是視障者，全盲及重度視障者則是1萬人中僅有7位。因此，我們雖都聽過「視障者」這名詞，但周遭或日常遇到手持白杖的「重度視障者」或「盲人」機率不大，「視障者」也就成了大多數人既熟悉又陌生的名詞。以個人而言，兒子是我人生第一位實質接觸的視障者，在這之前對「盲人」的印象停留在年幼時，夜半遠處傳來尋找按摩客戶的淒清笛聲。

兒子出生的時間和介洲成為全盲者的時間大致相同，當初為人母的我茫然於視障兒子的教養問題時，正是介洲的父母及兄長為中途失明的他四處尋求協助之際。三十多年前的臺灣社會，對視障者不論是教育、生活或就業提供的資源都極為匱乏，但我相信介洲與家人的艱辛數倍於我和兒子。除了臺北都會與南部鄉里的資源差距之外，由於兒子是先天視障者，一個幼兒在認知上是無從得知自身與他人的差異，也

不明白相較於他人自己的不便。但介洲是高中時期才成為全盲者，他能深刻地體會失明之後的種種改變與艱辛，「不曾獲得」與「得而復失」之間是有一道鴻溝！

　　根據統計，臺灣視障人口中途失明的比例高達80%，如何協助其從絕望、看到希望到重新適應生活，是不容忽視的課題。畢竟視覺是人類最仰賴的感官知覺，有80%以上的資訊是透過視覺管道獲得，一旦喪失視覺等同喪失80%的資訊來源。

→本書脈絡

　　介洲在後記提及他醞釀此書很久（參p.238），所以全書看似信手捻來，實則從內容架構、體例形式、文筆調性都經過精心設計。從內容架構而言，開頭序章帶出的〈看不見會不會很絕望？〉，一方面現身說法點燃其他視障者的希望之火，一方面讓一般讀者了解一位中途失明者或視障者面臨的種種不便和艱辛。所以，此篇是視障者整體重建的第一步：「心理重建」。

　　part1〈閱讀：看不見，也可以上網發廢文？〉講述的

是資訊溝通能力的重建，除了保留較多「剩餘視力」的輕、中度視障者可以運用放大字體和放大圖像之外，重度視障及全盲者需要以其他感官替代視覺獲得資訊。主要是運用「觸覺」與「聽覺」，前者早期只有點字書，近年則有盲用電腦、點字軟體等；後者早期是有聲書，近年多了有聲輔具和有聲資訊軟體。如前文所述，視障者在喪失視覺後，需要重建其他感官資訊管道。此篇可說是視障者整體重建的第二步：「資訊溝通能力重建」。

Part 2〈外出：看不見，也可以出門趴趴走！〉講述的是視障者的行動能力和外出問題。此篇章雖未詳述視障者定向行動能力的訓練方式，但對於一般人如何協助視障者行走有詳細的教學，也列舉作者獨立行動時遇到形形色色、出人意表的障礙，以及導盲犬對視障者在外行走的實質協助。因為視障者的行動能力訓練再好，外在環境的變數和障礙太多，還是需要借助他人或導盲犬的協助，此刻宣揚正確的人導方式及了解導盲犬的實質功能就相形重要。此篇是視障者整體重建的第三步：「行動能力重建」。

Part 3〈工作與娛樂：看不見，也要獨立好好生活〉應該是視障者整體重建的第四步：「生活技能重建」，及視障

者整體重建的第五步：「職業重建」。此篇章的生活重建較偏向食與娛樂，「職業重建」也以按摩為主，想必是受限於篇幅，先選擇引人入勝的主題講述，因此很期待作者後續的系列作品。

最後的Part 4〈關於視障者：還有這些問題想請問〉則屬於「其他類的熱門話題」。其中，〈視障者會不會做夢？〉應該是最有趣的，與其說是打破對視障者的迷思，不如說是打破自己邏輯的框架。我們總喜歡讓一般人蒙起眼睛體驗視障者的世界，其實充其量只能體驗「後天失明者」的世界，而且是「剛剛」才失明者的世界。對一位連光都沒見過的先天失明者，如何在夢境中出現色彩或影像？至於「後天失明者」，其視覺經驗，則有可能會隨著時間消逝而逐漸遺忘。

※　※　※

《視障者的機智生活》這本書我幾乎是一天之內讀完，因為那是作者走了三十年的路，雖然道路阻且長，但他微笑以待，更願將親繪的地圖留給後來的視障者。一則則鮮活的感人故事，在慈悲的襟懷下，以詼諧幽默的筆觸，引領讀者在淚光與笑意交織中，不知不覺讀畢全書。相信當讀者闔上

書本時，一定會對視障者有所了解，日後若遇上視障者，也願意提供協助，且是正確而有效的協助！

各方推薦

這是一本不論大人、小孩都十分易讀的視障經驗談。作者藉由日常的對話與平易近人的文字，巧妙地拉近了與讀者之間的距離。

——吳承澐　視障流行鋼琴創作家

「悲苦」、「可憐」是多數社會大眾對視障者的刻板印象，正因認定視障者必然是無助、無能、無指望，所以一旦視障者也可以就學、就業、結婚或享受休閒娛樂，往往又被認為是傑出超凡的「生命鬥士」。

其實和所有人一樣，每位視障者都有屬於自己獨特的生命故事，不需要弱者或強者的標籤，理解與尊重才能開啟明眼人對視障者的正確評價。

本書是描寫視障者真實生活的百科全書，讓明眼人知道：盲人只要透過一些必要且簡單的輔助，還是可以和一般

大眾過相同的生活。沒有悲情，也不必驚訝，明盲之間的共處共榮，就從閱讀這本書開始。

——林聰吉 淡江大學公共行政學系教授（全盲視障者）

目 錄

※※※※※※
※※※※※※
※※　　　※※
※※　　　※※
※※　　　※※
※※　　　※※
※※　　　※※
※※※※※※
　※※※※※※

Part 0
序章

我的網友是盲人！？

作者 loser_fat_insider（小魯）
標題 [問卦] 看不見會不會很絕望？
時間 Thu Oct 12 12:01:06

　　大家好，在這裡小魯有一件讓我覺得很擔心的事想請教大家。

　　事情是這樣的，強者我朋友小強，因為很喜歡打電動與滑手機，他原本就高度近視，大概1000度上下吧！

　　最近小強突然覺得自己眼睛怪怪的，近視度數好像變更深了，看出去都花花霧霧的。他覺得事情有些不對勁，趕緊跑去他家附近某眼科診所檢查。

　　經過那家診所眼科醫師的詳細檢查後，發現小強是得了「早發性白內障」，如果沒有趕快開刀治療，時間拖久了，有可能會失明變全盲。

　　這下真的嚇死寶寶了！小強二話不說，趕緊接受那位醫師的手術治療換人工水晶體。醫生也有特別叮嚀小強，以後要少玩電動與滑手機。

　　這讓我想到，如果真的有一天雙眼突然看不見，變成一

視障者的
機智生活

位全盲的視障者，那生活會不會變得很不方便啊？心裡是不是也會跟著感到很絕望呢？

當然，這都只是我個人的猜想，我沒有也不敢隨意在路上找一位視障者詢問，怕這樣的問題太過魯莽、太過粗暴。

但是話說回來，我常在捷運上看到拿白手杖的視障者，他們看起來都好好的。此外，我也常經過我家附近的視障按摩小站，感覺生意都還不錯。我還有聽說有的視障者有交女友，甚至是結婚有老婆的也是一堆，說實在的，比我這母胎單身宅宅強多了！

不好意思，要再次重申，我會這樣問沒有惡意，只是真的單純好奇想知道，如果真的有一天變成視障者，心裡會不會覺得很絕望啊？這之間不知道有沒有卦呢？希望有經驗的大大們能無私分享，回答小弟的疑惑。

先謝謝願意回答的好心網友們！對了，如果可以，我真的很不想承認小強就是本人小魯啦！

作者 blindbull007（盲牛大叔 007）
標題 Re：[問卦] 看不見會不會很絕望？
時間 Sun Oct 15 18:15:36

　　大家安安大家好，我是盲牛大叔007，正好看到這篇有網友在問看不到會不會很絕望？說到這個，沒想到這裡終於也有我可以說嘴發揮的地方了！我目前是一名失明超過三十年的資深盲人，再加上我又是後天失明，我想這題應該算是我的守備範圍之內，不然就由我來試著回答好了。

　　在回答這一題之前，盲叔我想還是先簡單自介一下，讓網友們了解我的狀況會比較好。

　　本人算是先天性高度近視，小時候眼睛就比別人差，去學校讀書時總要坐在教室的第一排中間位置，才能勉強看得到黑板上的字。

　　我記得我在讀小學四年級時，左眼就因高度近視導致視網膜剝離而失明。而到我十六歲在讀五專一年級時，換我的右眼也跟著視網膜剝離。我歷經三次手術失敗而失明至今，也整整三十多年了！在我的生命裡，看不見的時間都要比看得見的時候還要長、還要久。

簡單做完自我介紹後，接下來我就以個人的經驗來回答這一題。

當我雙眼失明變成一名真正的視障者之後，生活有變得怎樣嗎？有沒有覺得很絕望呢？這可能要從頭說起，在不同的時間軸會有不同的感受，以下就請看官們耐心地聽我娓娓道來。

→第一，很多事情無法自己來

失明後會發現，原本在生活上可以自己來的事情，在失明之後，很多都無法自己完成，需要依賴別人幫忙，這種感覺說有多絕望就有多絕望！

以我為例，原本看得到的時候，我還可以打球、可以看書、可以看電視、可以玩電動、可以看美女……當我看不到之後，這些事都不能做了！

另外，自己也開始變得很宅，幾乎都待在家裡，足不出戶，不敢亂跑，要有人陪同才敢出門。

對了，怕大家誤會，我要強調這裡所指的「很多事」無

法自己來，就真的是「很多事」，而不是「所有事」或「任何事」喔！當我看不到之後，還是有些事是我可以自己來而不需假手他人。

就以洗澡為例，我還是可以自己來，不用請別人幫我洗。另外像吃飯，我還是可以自己吃，不需要別人餵食，我可以將飯菜送到我自己的嘴裡，而不會送錯地方，如送到自己的鼻孔裡。

→第二，會被迫改變現狀

我原本在某五專求學，眼睛看不到之後，無法繼續留在原來的學校讀書，只能被迫休學在家，這種感覺一樣說有多絕望就有多絕望！

後來我認識幾位跟我一樣也是中途失明的朋友，發現大家的遭遇都十分雷同。有些跟我一樣原本還是學生，因中途失明的緣故，被迫暫時或甚至是永久休學。或是原本已經在外工作，因中途失明而被迫離職或提早退休也大有人在。

有關被迫改變現況，不只有改變就學或就業，有的還會被迫改變婚姻與家庭。

中途失明有時很殘忍，就像婚姻的照妖鏡一樣，失明前夫妻間你儂我儂，此情不渝，愛得死去活來；但失明之後，有的馬上翻臉不認人，立刻要求簽字離婚，或有的乾脆直接不告而別，拋家棄子大搞失蹤。當時說好的白頭偕老，早就被拋到九霄雲外，現在聽來都只是當時的場面話罷了！

　　當然，也不是每對夫妻都禁不起中途失明的打擊，有些夫妻是失明後反而手牽得更緊更牢，不敢放手也不願放手。每踏出一步，雙方感情就變得更濃更堅定，這樣的眷侶也是大有人在，令人羨慕不已！

→第三，可能會到處求神問卜找祕方

　　為了看看能不能有奇蹟出現，立刻恢復光明，即使只是恢復一成或兩成的視力也在所不惜。

　　當時我爸媽也是如此，他們不死心地帶我到處求神問卜找祕方。結果呢？什麼事也都沒發生，我眼前的黑還是一樣黑。只是這樣一來一往，又有好幾張小朋友，不知不覺就滑進別人滿滿的荷包裡。想想這樣的結局，也是會很讓人絕望的！

→第四，可能會不斷地被因果報應轟炸

有人會跟你說，你眼睛看不到都是因果報應，怨不得別人。你會不禁懷疑自己到底做了什麼虧心事，為何會有雙眼失明這麼悲慘的報應啊？

說到因果報應，我想到一件發生在我身上又好笑又好氣的事情。在我剛失明不久，我爸媽經旁人介紹，找到一位據說會通靈的仙姑，她說可以看到我的前世，並看看有沒有可能化解這世的苦難。

我還記得那天仙姑先鏗鏗鏘鏘做完法事，就開始通靈，然後言之鑿鑿地跟我說，我這世眼睛會看不到，是因為我前世在清朝時是個有錢的員外，偷看我的婢女洗澡。那時因民風十分保守，害那婢女羞憤投井自殺。

聽完仙姑的話後，我畫錯重點的老毛病又犯了。還記得我好奇地請教那位仙姑，說我前世是一名有錢的員外，請問那時我到底是多有錢啊？有比現今的全國首富還要有錢嗎？只可惜那位仙姑沒有正面回答我這個問題，只是自顧自地故弄玄虛，笑而不答，並草草結束這個話題。

事後想想，我覺得那位仙姑沒去當編劇也太可惜了！只能說她是被通靈所擔誤的百萬寫手。我還什麼清朝員外咧，怎不說我是反清復明的頑劣分子啊？說真的，當時的我還滿希望能反清「復明」的，看看能不能馬上真的「恢復光明」。

對了，說到因果報應，那時我心裡總是想著我又沒做什麼虧心事，為何會有失明這樣的報應啊？還有我從小就有著悲天憫人的怪癖，連打死蚊子都不忍心，是寧可讓蚊子叮咬的那種人。我在幼兒園時還曾經覺得被關在小小鳥籠的鳥兒很可憐，把阿公養的九官鳥偷偷放生，結果換來的是大人的一頓臭罵。

像我這種不敢殺生又很愛惜動物的人，更遑論什麼強盜殺人這類罪大惡極的罪行，我連想都不敢想。結果呢？怎麼老天爺要拿我開刀出氣啦？

什麼善有善報、惡有惡報，那時我覺得這一切都是騙人的話術。別人有沒有靈驗我不知道，至少在我身上不是這樣的。我雖有善行但無善報，雖無惡行卻有惡果，說有多不甘心就有多不甘心！

我那時候想老天爺應該是法力無邊才是啊，若真的有因

果報應，就應該要來個現世報才對，何必拖拖拉拉，拖到下輩子或下下輩子呢？這法力也太弱了吧！若說上輩子種了惡果，那這一世怎麼還會有機會可以投胎當萬物之靈的人類？仔細想想，這樣的論點我覺得是超沒有說服力的。

所以當你不幸雙眼變成全盲，旁人又一直有意無意說這是因果報應。但你再怎麼想，也想不出自己到底做了什麼罪大惡極的虧心事時，那種絕望感真的很難用三言兩語形容。

→第五，會莫名感到憂鬱

失明之後，我有時會偷偷躲在被子裡嚎啕大哭，也開始對自己的人生感到絕望！

還記得剛失明不久時，那時的我整天除了怨天尤人，還是怨天尤人，一直怨天怨地怨世間。

我除了常怨天尤人外，也開始莫名其妙地覺得憂鬱難過，並感到人生沒有希望。而且我還常常胡思亂想，容易聯想到許多負面的情節。

例如每晚在睡覺闔眼之前，我就會想說，這次能不能一覺不醒，可以與世長辭。還是半夜來個大地震或大海嘯之類的大災難，或是彗星撞地球也行。讓我可以在這個世界上立刻澈底消失，不用跟任何人道別，也不用再跟明天的太陽說早安。

但事與願違，一覺醒來，我還是好端端地躺在床上，這世界並沒有因我而改變。馬照跑，舞照跳，而太陽也照樣從東邊升起，從西邊落下，地球仍舊繼續照常地運轉著。

所以，怨天歸怨天，憂鬱歸憂鬱，日子還是得過下去，到頭來自己還是得面對現實。

→第六，開始吸引宗教人士的接近

失明之後，會開始懷疑自己是不是具備什麼特殊磁場，不知為什麼很容易吸引一些宗教人士接近。

例如我剛失明待在家裡，就有某位親友特地從大老遠過來，很好心地拿《大悲咒》的錄音帶給我聽，且說我若每天一直念《大悲咒》，我的眼睛會慢慢痊癒。害我那幾天熬夜拚命念《大悲咒》，結果呢？我眼前的黑還是一樣黑啊！

另外，當我在讀大學時，先後也有遇到一些朋友，會不斷主動要帶我去教會做禮拜、讀《聖經》。同時，也會有另一群朋友，鍥而不捨地一直要帶我去佛堂吃齋念佛、聽佛經。能夠同時經歷東西宗教信仰的相互加持，也算是一種難得的體驗，只可惜我的功力並沒有因此加倍，視力也沒因此而恢復。

事後想想，當人在最失意落魄的時候，若能有宗教信仰的扶持，還是有幫助的，至少是一種心靈上的慰藉。

→第七，會慢慢相信生命會自行找尋出口

有可能開始跟一些視障公益團體接上線，開始學習如何以看不到的方式重新生活。若運氣好一點的，甚至有可能重新就學或就業。

當順利進入這個階段，會開始認識其他的視障者，就不會覺得那麼孤單無助。這時候的自己，也許偶而還是會感到絕望，但不會像以前那樣持續太久，甚至有時也會對自己的未來感到期待。

例如我失明後第二年，父母安排我去讀盲校，就是所謂

的「啟明學校」，正式開啟我失明後第一次的北漂生活——離家北上求學，開始學習生活自理與按摩技能，也認識很多跟我一樣視力有障礙的同學。

時間往後快轉，當我啟明學校畢業後，很順利地考上臺北某一所大學。時間又繼續快轉，當我大學畢業後，繼續留在臺北並順利找到工作，最後還順利找到對象結婚共組家庭。聽起來好像都還滿順利的，其實這之間我還是有遇到很多曲折離奇的事情，如果大家有興趣想知道，以後有機會再跟大家分享。

→第八，漸漸地很多事情可以自己完成

雖然生活上有很多事情（如前述）無法自己來，但隨著社會與科技的進步，還有自己心態的調整，會慢慢發現，其實很多事都可以自己獨立完成。不用像之前那樣要死巴著別人不放，完全依賴他人。

例如看報紙這件事，以前需要有人念報紙給我聽才行。但現在只要有三件寶物，這三件寶物不是什麼水、空氣及太陽，而是電腦（或智慧型手機）、盲用輔助軟體及網際網

路，我就可以自己「聽報紙」，想聽什麼新聞就點選來聽。不用像以前那樣，想看報紙，還要看別人的臉色，拜託對方能不能抽空念報紙給我聽。

同樣地，如果想看小說、叫外送、查公車快來了沒，或是看銀行帳戶還剩多少錢，想玩股票投資當巴菲特，甚至是想上網發廢文，一樣只要有這三件寶物就可以統統搞定。

說到社會的進步，現在對視障者的服務也很多樣，例如有個人助理員、視力輔佐員或導盲志工，可以帶視障者外出就醫、買菜或洽公等。或是我們視障者只想出去散散步、透透氣並吹吹風，他們也都可以陪同我們出門。

另外，若我們視障者自己一個人想出門，可以選擇搭復康巴士，不然也可選擇坐大眾運輸。目前搭捷運、火車、高鐵，甚至是搭飛機，車站都有引導人員帶領我們視障者上下車與進出站體。

所以目前一般人可以做得到的，視障者也幾乎都能做到。如果問現在的我，視障者的生活還有沒有什麼不方便的地方，並硬要我列出至少十樣，說真的，我可能列不出來。

當順利走到這一步時，可能也不會覺得失明有什麼好

絕望的！如果可以選擇的話，當然還是不要成為視障者比較好。但若很不幸真的變成視障者，其實也沒什麼大不了的，不會像世界末日那樣，全部都完蛋沒有希望！

　　說到變成視障者，我突然想到多年前曾發生過的某段往事。

　　那時我有一隻很乖很聰明的導盲犬，每天都會帶我出門上下班。那天，我的導盲犬帶著我去搭公車，我們一上車不久，就聽到有個小小天兵很開心地大聲跟他媽媽說。

　　「車上有導盲犬耶，導盲犬好可愛！」

　　「導盲犬在工作，不可以吵牠喔！」媽媽溫柔地跟小小天兵這樣說著。

　　「我知道，學校老師有教過我們，看到導盲犬在工作時不能打擾牠！對了，媽媽我也好想要養導盲犬，可不可以？」小小天兵帶著微微哭腔問著媽媽。

　　「不行，你還太小，而且導盲犬只有視障者才可以養。」媽媽一樣用著最溫柔的語氣回答。

「媽媽，那我長大之後一定要變成視障者，這樣我就可以養導盲犬了！」小小天兵好像發現新大陸似地，很興奮並滿懷期待地說著。

　　這是我第一次遇到有人這麼想當視障者！很好奇當下這位小小天兵的媽媽，聽到小孩立志長大要當視障者時，她的表情會是怎樣？

　　※　　※　　※

　　好了，不知不覺東扯西扯就寫這麼多，我就先在這裡打住，直接進入結論。若問我變成視障者會不會很絕望，坦白說一開始我覺得會，而且是超級絕望。然而時間是最好的良藥，失明的日子越久，就會慢慢習慣在黑暗裡生活，若能適時接受一些視障相關的服務，心裡的絕望感也會慢慢消退。

　　最後，我想問大家知道今天是什麼日子嗎？很巧的，今天10月15日正好是國際盲人節。在這個屬於視障者的日子裡，我也不免俗地祝福眼睛有功能，或眼睛只是裝飾用沒有功能的所有人，都能活出希望活出愛，並可以健康、平安、快樂地過每一天，都不再感到孤獨絕望，藍瘦香菇（難受想哭）。我們就以此共勉之，大家下次見！

Part 1

閱讀

看不見，也可以上網發廢文？

作者 loser_fat_insider（小魯）
標題 [問卦] 視障者要怎麼上網？
時間 Mon Oct 30 18:15:36

　　大家好，我是小魯，我又來了。之前我有在版上詢問，如果變成視障者會不會很絕望，很謝謝當時多位網友大大們的熱心回答與溫暖打氣，讓我可以不這麼擔心害怕。

　　而且沒想到，平時跟大家一起發發廢文、打打筆戰的盲牛大叔，居然看不見？這突然引發我滿滿的好奇，想舉手發問，視障者看不到要怎麼上網啊？這之間有沒有卦呢？不知有沒有人知道這一題要怎麼解，先謝謝願意回答的好心大大們！

作者	blindbull007（盲牛大叔007）
標題	Re: [問卦] 視障者要怎麼上網？
時間	Tue Oct 31 09:08:42

　　大家安安大家好，我是盲牛大叔007，我又上來發發廢文了！

　　很高興我上一篇貼文能獲得這麼多的迴響，原本只是想簡單分享自己身為一名視障者的一些心得，沒想到大家對視障者的生活這麼感興趣。

　　雖然我在上一篇貼文中有提到，因為目前科技的進步，我們視障者只要有電腦（或智慧型手機）、盲用輔助軟體和網際網路這三件寶物，就可以上網來這裡發文了！但還是有人不肯相信這三件寶物的威力，一直陷入視障者眼睛看不到怎麼可能上網，甚至還能發廢文的困惑中，並不斷在我是真盲還是假盲的無限迴圈中打轉。

　　為了證明我是真的而不是假的「很盲」，不然在這一篇，我就來說說我是怎麼用盲用電腦上網好了！

→盲用電腦跟一般電腦哪裡不一樣？

　　說到這裡，就有必要先介紹什麼是「盲用電腦」，以下就讓我先跟大家小小科普一下。

　　「盲用電腦」其實就是一般的電腦，只是特別安裝盲用輔助軟體。該輔助軟體可以將我們所輸入及螢幕上所出現的文字訊息，透過語音逐一播報出來。如果又額外再加上一臺「點字觸摸顯示器」，則盲用電腦就能一邊語音朗讀電腦上的文字訊息，同時還能一邊同步轉換跳出相對應的點字。

　　對了，怕大家誤會盲用電腦的功力，在這裡我需要強調盲用電腦只對「文字訊息」才有反應。如果遇到圖像或照

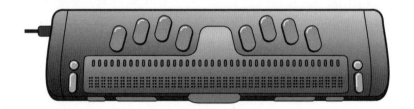

點字觸摸顯示器
將電腦上的訊息轉換為點字輸出，能讓視障者用觸摸的方式讀取。顯示器上有模擬點字的孔洞，訊息轉譯為點字時，點會從孔洞中凸出。

片，很可惜盲用電腦就會完全停擺，無法發揮任何功用，可說是英雄無用武之地了！

所以當我上網逛到什麼風景照或網美照之類的，盲用電腦完全吃素不為所動，直接裝死跳過視而不見。

以上有關盲用電腦的小小科普，就先在此結束。如果大家想更深入了解什麼是盲用電腦，建議可以直接詢問Google大神，我相信一定可以獲得更完整的介紹。

雖然盲用電腦只能判讀文字訊息，無法處理圖像或照片檔案，但對我這個盲叔魯宅來說，就真的很夠用很感恩了！

只要是文字訊息，我的盲用電腦都會很忠實地每一字、每一句報讀出來。若有哪一句我聽不清楚的，還可以讓它重複念好幾次，直到我要它停下來為止，它也不會生氣或不耐煩，甚至是罷工。如果是請真人幫我念，這就不好說了。

我現在除了透過盲用電腦發發廢文外，還可以用它讀書、工作、寫小說，甚至還可以上網交友聊天。若問我們視障者目前最偉大的發明是什麼？我第一個想到的就是盲用電腦了！因為它改變了視障者的世界，讓視障者在這個資訊社會裡也可以恢復光明，重新「看得見」！

→語音播報都是平淡的機器人聲？

或許會有網友好奇想問，盲用電腦的聲音好不好聽呢？

我想這就跟電腦CPU與記憶體的發展有關，在早期前幾代，我覺得盲用電腦的聲音比較不好聽，就跟機器人說話沒啥兩樣，聲音很平、很破、很不自然，不帶任何感情。有時若電腦記憶體不夠，文章念到一半還會結巴、消音或破音，甚至有可能會直接當機。

例如，假設有一句是「你最近好嗎？」，若遇到記憶體不夠時，就會念成：「你最近好、好、好、好、好、好嗎？」由於電腦科技的進步，記憶體的存量也越來越強大，所以現在盲用電腦不再像以前那樣經常結巴，或甚至是「笑而不答」。

現在盲用電腦的聲音更像我們真人講話的聲音，而且還可以選擇語調、語速。我覺得更酷的是，還可以選擇男生、女生、老人、年輕人或小孩子的聲音。例如當我在讀童話故事書時，我就喜歡選小孩子的聲音，聽著稚嫩的童言童語在念故事書，別有一番滋味。

或許也有網友會問，如果遇到外文，像英文、日文或法文時，盲用電腦會不會念呢？

　　這真的也跟電腦科技進步有關，在早期前幾代的盲用電腦，可能只有幼兒園的程度，念英文時只會拼音，只能一個字母、一個字母地逐字報讀，無法念出整個單字或整個句子。若是遇到英文以外的其他外文，盲用電腦更是完全看不懂，不會有反應與作用。

　　同樣地拜電腦科技進步之賜，現在盲用電腦的語言能力就很厲害了！我猜應該有外文系大學部或碩士班的程度，甚至說是語言天才也不為過。英文不但能整句念出來，還可以抑揚頓挫念得十分標準。更酷的是，你還可以選擇讓它念美國腔、英國腔還是澳洲腔的英文，它統統都辦得到。

　　除此之外，它現在也學會念八十幾種語言，要它念日語、法語、德語或西班牙語，甚至是俄語都可以，一點也難不倒它。但目前只有國際化還沒有本土化，好像還沒辦法念閩南語、客家話或原住民語。

　　說了這麼多跟盲用電腦有關的事，我想大家應該不會在「視障者看不到，怎麼可能上網」這件事情上，繼續糾結打

轉下去了吧!

→視障者特別容易有錯別字?

　　說到視障者上網,我又想到另一件事。前陣子我正好在某網路論壇上,讀到有人在討論某全盲視障歌手。

　　事情是這樣的,有粉絲詢問,前陣子他在網路留言給那位全盲歌手,沒想到過了幾天,竟然收到那位視障歌手本尊的回文。他想說歌手看不到,怎麼有辦法回文呢?而且回文內容還發現幾個同音異字的錯別字。

　　這則貼文很快地引發廣大粉絲們的討論,有人推文說,這應該是經紀人或小編代為操刀,不然視障歌手看不到,怎麼有辦法上網回文呢?至於會有錯別字,有人說不排除小編可能還在讀小學,算是童工等級的打工仔吧!也有人推說,這有可能是那位歌手帳號被盜,而會有錯別字,有可能是網路駭客故弄玄虛,轉移焦點的小技倆吧!

　　我獨排眾議,認為這不是經紀人或小編的傑作,更不可能是帳號被盜,而真的是那位全盲歌手本人親自回文。

我認為那位全盲歌手雖看不到，但他可以用盲用電腦上網，閱讀每則貼文與回文，就像我現在用盲用電腦看文章、發表廢文一樣。至於會出現同音異字的錯別字，這就跟我們視障者所處的世界有關。

　　我們視障者所處的世界，其實多只有聲音而很少會有圖像。如盲用電腦多只有語音而沒有影像，點字也多只有表音，而不表意，更不表形。所以我們視障者即使可以用電腦打字，但難免還是會出現同音異字的錯別字。例如「我解脫了」，還是「我姊脫了」。

→沒有盲用電腦的那個年代

　　一定也會有人好奇想問，早期還沒有發明盲用電腦之前，視障者的生活是怎樣呢？

　　就讓時間往前倒轉，我還記得我在讀大一的時候，那個年代還沒有盲用電腦，網際網路也不發達。我們想看書或看報紙，就需要有人專門報讀給我們聽。若我們想寫報告，甚至是想寫信、寫情書，也是一樣，要請別人幫我們一個字、一個字地代筆。

有人幫忙也沒什麼不好，只是在寫情書時，信的內容就不能太肉麻，不然這些肉麻的文字被人大聲念出來，自己聽了也會覺得很尷尬。除此之外，還要找一個可以信得過的人，幫忙念信、寫信才行。

　　說到信任的人，這就讓我想到強者我朋友的故事，在這裡就先簡稱他為阿明。先說好這故事有點長，且有些曲折離奇。

　　阿明他跟我一樣也是全盲，他在讀高中時遇到一位還算要好的小學妹。因日久生情，他對小學妹產生好感，動了真心。阿明上大學之後，與小學妹分隔兩地，那種相思暗戀之情，有時在夜深人靜一個人獨處時，更感到孤單寂寞覺得冷。

　　阿明心想這樣藕斷絲連下去也不是辦法，搞到自己茶不思、飯不想，整個人身形逐漸消瘦。雖然阿明身為一名標準的肥宅，的確還算有本錢瘦下來，但也不能一直這樣內耗下去啊！

　　後來，阿明做了他人生中最重大的決定，當時他是這樣認為的。而這個決定就是——阿明要勇敢向小學妹告白。

但阿明的感情世界就像一張白紙。以前沒有追過女生，也沒有談過戀愛，不知道要怎麼下手才好。可能是阿明以前言情小說聽太多，後來他決定對小學妹發動情書攻勢。

　　由於是情書，內容就一定要文情並茂才行。這點阿明很懂，所以他不知從哪裡弄到一本情書大全的有聲書，作為他撰寫人生第一封情書時的參考工具書。當然也要找一個信任的人幫忙代筆，阿明就找他的好麻吉幫忙，在這裡就簡稱大頭學長。

　　就這樣，由阿明口述並由大頭學長一五一十、逐字逐句幫忙代筆。

　　因為是情書，所以要特別慎重，免不了塗塗改改了好多次。阿明心想，以前在學校寫作文也沒這麼認真過。同時，他也很謝謝大頭學長，他們來來回回花了這麼多的時間修改內容，也沒聽到大頭學長有任何怨言。阿明心想，果然他是找對人幫忙了！

　　好不容易，阿明寫給小學妹的情書終於大功告成。當阿明請人將信件寄出去的那一刻，他心裡是既期待又怕受傷害。

可能是情書大全那本工具書發揮效用，或是阿明平時做人還不錯，算好人有好報吧！一開始進展還滿順利的，小學妹也有回信。大頭學長就好人做到底，同樣一五一十、逐字逐句將小學妹的回信念給阿明聽。

　　阿明與小學妹就這樣，一來一往開始通信，而大頭學長就扮演阿明的眼睛，幫忙代筆寫信與念信。還好，大頭學長口風算緊，打死都不肯向外人透露信件的內容，這點又讓阿明更感欣慰。

　　我們幾位單身宅男都還滿欽羨阿明的，想說他與小學妹之間應該有機會修成正果。但好景不常，不知怎麼搞的，小學妹回信越拖越久，內容也越來越短，到最後甚至是不再回信，完全失聯。

　　阿明一開始還不死心，有試著再寫幾封信過去，但一樣都是石沉大海，沒有回音。

　　阿明心裡大概也明白小學妹所給的這個軟釘子，雖然他很難過，但這種事還是勉強不來，只能默默接受。不管怎樣，日子還是要過。還好阿明有我們這群好死黨，他難過時，至少還有我們可以陪他喝酒聊天兼打屁。

阿明好不容易才從失戀的創傷中走出來，但另一個晴天霹靂的消息緊接而至，重重打擊阿明的自信心。

　　我們從朋友的朋友轉述，得知小學妹交了新男友，而新男友不是別人，竟然是大頭學長！

　　這只能說是老天故意捉弄，或說是所託非人，要怪就只能怪阿明生錯時代。如果阿明晚生個二十年，整件事若發生在今天，他寫情書就不用假手他人，只要透過盲用電腦自己寫信、自己讀信，信要寫得多肉麻就可多肉麻。搞不好，小學妹就真的會是阿明的了！

　　對了，或許有人會很好奇，為什麼我對阿明的事會這麼了解？如果可以，我真的很不想承認阿明就是我！

　　※　　※　　※

　　好了，不知不覺東扯西扯就寫這麼多，我就先在這裡打住，直接進入結論。由於電腦科技的進步，視障者現在已經可以上網沒問題。下次如果遇到視障者跟我一樣在網上發發廢文，不要再懷疑對方是真盲還假盲了！我們沒有假盲，只有更盲與最盲！

盲用手機 小知識

由於科技的進步，現在視障者除了可以用盲用電腦上網外，還可以使用智慧型手機。目前智慧型手機都有提供視覺輔助功能，如可以調整字體大小、對比色和語音報讀等功能，讓低視能或全盲視障者便於閱讀與操作。

以我為例，我只要開啟手機的視覺輔助功能，在螢幕上輕輕觸碰，手指滑到哪裡，語音系統就會將我所指的文字訊息一五一十報讀出來。

另外，手機還有一個很強的功能，就是「聽寫」語音輸入，這對我們視障者而言也是非常實用。我們只要開啟聽寫功能，就可以用語音輸入，而不用一個字、一個字慢慢地鍵盤輸入。

由於智慧型手機有了這些輔助功能，我們視障者也可以跟一般人一樣，用 Line 傳訊息；在臉書上發動態或打卡；到 YouTube 搜尋想聽的音樂或影片；甚至肚子餓了不想出門還可叫外送，或是在外面迷路時還可問 Google 地圖，引導我一條回家的路。

　　所以智慧型手機就像盲用電腦一樣，讓我們視障者在資訊社會裡也可以「看到」各種文字或網路訊息。但美中不足的是，目前對於照片的辨識能力還極為有限，我們還是沒辦法知道「網美照」裡的人物與景色，到底有多美。

大家好，小魯我又來了！在這裡我又有一個跟視障有關的問題想舉手發問。

事情是這樣的，前陣子無意間看到一則新聞，報導一位視障者讀到博士的勵志故事。我當下看完後，覺得這位視障者很令我敬佩，滿熱血、滿激勵人心的。

可是我後來反覆看了那則新聞，覺得有些地方怪怪的，怪點可能是我在想，那位視障者看不到，他要怎麼讀書啊？甚至還可以讀到博士！難道他都是摸點字書嗎？還是有人可以一直念書給他聽呢？

博士要看的書那麼多，他怎麼有辦法看完？這之間有沒有卦？不知有沒有人知道這一題要怎麼解，先謝謝願意回答的好心大大們！

作者	blindbull007（盲牛大叔007）
標題	Re: [問卦] 視障者要怎麼讀書？_點字篇
時間	Wed Nov 8 21:16:46

大家安安大家好，我是盲牛大叔007，我又上來發發廢文了！

關於視障者看不到要怎麼讀書？這個問我最準。我不但是一名失明超過三十年的資深盲人之外，在我失明後，還有陸陸續續完成高中、大學，甚至是研究所的學業。

廢話不多說，我就直接進入主題。說到視障者要怎麼讀書？其實，我們視障者主要是透過摸點字書，聽有聲書，或用盲用電腦這三種方式讀書。

→點字是什麼？

我猜想大家一定都有看過點字，例如在一些車站或公共場所的電梯，按鈕旁邊常會有幾顆長得像青春痘的小凸點，那就是點字（英文叫Braille，對岸中國大陸叫盲文）。

點字，是由六個小小的凸點組合而成，算是一種另類

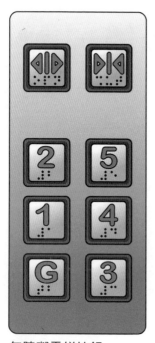
無障礙電梯按鈕

的拼音文字。至於點字好不好學呢？這就見人見智了！我是覺得說難也不會太難，但說簡單也不會太簡單。不好意思，這話聽來好像有說等於沒說，不然先讓我在這裡賣個關子，到後面再跟大家細細解釋。

既然說到點字，我就先從我是怎麼學點字開始說起好了。很多人一定不敢相信，一開始教我點字的啟蒙恩師，不是什麼有愛心的特教老師，更不是路人甲乙丙丁，而是我爸媽。

那一定會有人好奇想問，我爸媽是不是學校特教老師？不然他們怎麼會點字呢？

其實我爸媽他們就只是個再普通不過的市井小民，他們的工作就只是在熱鬧的市場旁，開個小店做點小生意。

他們並不會點字，可是卻有辦法教我點字。這聽起來是

不是有些難以置信？但這一切都是真的，沒有參雜任何一點誇大的成分，雖然中間有些曲折。

時間倒轉到我十六歲時，那時我才剛失明不久，因眼睛看不到只能被迫輟學在家。我整天無所事事，好像除了睡覺、吃飯、發呆、聽收音機外，不知道自己還能做什麼？

我每天就這樣渾渾噩噩，一天過一天，不知自己為何而活，或說不知自己活著是為了什麼？

那時的我，搞不好比現在時尚流行的宅男宅女還要更宅，比現在的魯蛇還要更魯也說不定！

我爸媽可能看我這樣下去也不是辦法，總不好就這樣讓我當一輩子的魯肥宅兼啃老族吧！他們開始到處打聽，看看有沒有什麼學校能好心收留我，讓我有機會可以進去讀書，可以東山再起繼續完成我中輟未完的學業。

很可惜，問了很多學校，也吃了不少閉門羹。

這之間，有的學校客氣一點，一開始還會說一些安慰人的話，如他們會說很感佩我殘而不廢的精神，或說我眼盲心不盲等等，但是……。

重點就在「但是」這兩個字的後面，他們緊接著會說學校沒有無障礙環境，怕我進去之後會跌倒受傷。或是說他們老師沒有教導視障學生的經驗，不知道要怎麼教我，怕到頭來誤人子弟，擔誤我的大好前途。不然就是說學校沒有點字書，怕無法滿足我想讀書的需求。

　　而有的學校則是連演都懶得演，直接無情拒絕，有球就打，有狗就踢，一點也不跟你客套。如直接說他們又不是什麼教養院，瞎子看不到，還讀什麼書？

　　為什麼我會扯到這裡來？啊，對了，我是想說視障者想到一般學校讀書，想跟其他人一樣，立志當個有為青年，才沒那麼容易。另外，也順便稱讚一下我爸媽越挫越勇的精神。

　　雖然吃了不少閉門羹，但還是澆不熄我爸媽的毅力，愛子心切的他們繼續不死心地到處打聽。

　　經過好幾手消息的輾轉再輾轉，我爸媽終於從某個不可考的貴人口中，打聽到有所謂的「啟明學校」。

→啟明學校，幫視障者開啟光明

啟明學校，是專門招收視障學生的特教學校。我不知當初政府相關單位，為何會想取這個名字？我有試著用膝蓋去猜想。「啟明」這兩個字，顧名思義，會不會是指「開啟光明」的意思？每位視障生只要一進來這裡苦心修練，完工畢業走出校門之後，都能笑呵呵開啟光明，走上一條人生的康莊大道！我這樣的聯想聽起來是不是很激勵人心，體內的熱血是不是都被點燃了？

我後來發現，政府用這麼直白的方式取名的，不只有啟明這所學校。放眼觀之，還有「啟智」、「啟聰」、「啟仁」等等。

啟智，應該就是開啟智慧，直白到連膝蓋都不用思考，就猜得出是專為智能障礙學生所設置的學校。啟聰，就是針對聽覺障礙學生所設，目的在於開啟他們的耳力而不再失聰。至於啟仁，這個就比較特別，我想破頭也猜不出當初的原意，這所學校早期則是只招收肢體障礙學生。

→用觸覺閱讀

回歸正題，繼續說我爸媽為何會是我的點字啟蒙恩師。

當我爸媽一得知，有啟明這所那麼激勵人心的好學校，當然事不宜遲，馬上手牽手、心連心，風塵僕僕，翻山越嶺，特別走了一趟啟明學校，親自拜訪那裡的老師們。

事後，他們從那裡得知，視障者跟一般人一樣，是可以接受教育的，而不一樣的只是視障者需額外透過點字學習。後來，他們從那裡取得一本點字教學大全的武功祕笈，並興沖沖地拿回家，開啟了他們對我的點字教學之旅。

隨後，我爸媽就按照那本書上所寫的，依樣畫葫蘆，一筆一畫，啊，不是，是一個點一個點，土法煉鋼地教起我點字來。

在這裡，我要來插播一下，之前有介紹我爸媽，現在要來介紹我哥哥。

當我十六歲失明時，我哥還在高四班，為自己人生的下一個落腳處衝刺著。雖然我哥十八歲的青春是那麼苦澀，但還好他沒有忘記我這個才失明不久的弟弟。

或許，失明不只是我一個人的事，而是全家人的事！

我哥那時不知從哪裡借到一本點字書，那本點字書，裡面每頁真的只有密密麻麻的凸點，沒有任何的文字或圖案。眼明人只能從書封上，得知這本書的書名與作者，而無法窺視書裡面到底寫了什麼。

到今天我還清楚記得，那本書是陳之藩先生寫的《劍河倒影》。這本書是我在失明後所讀過，不，應該說是我所「摸」過的第一本點字書，所以印象特別深刻。

當我拿到這本點字書時，心裡的悸動真是不在話下。我暗自吶喊，終於在失明之後，我又可以重新「看」書了！只是用不同的方式「看」書罷了。

另外，當我一開始聽到這本書的書名時，我還自己腦補猜想，這本書會不會跟大詩人徐志摩的故事一樣，有許多男女情愛的情節。這對於當時正值年輕氣盛、血氣方剛的我來說，的確有著難以抵擋的吸引力。就這樣，我滿心期待，開始認真地摸讀這本書。

但事與願違，許多事情的演變，最後總會朝向與自己預期的相反方向發展，而且總是屢試不爽。

當我興沖沖地開始摸讀這本書，不到一個小時，我還沒摸完第一頁，心裡就暗暗叫苦，好想立刻舉起白旗投降放棄。

　　問題並不是出在那本書的內容，而是出在點字。

　　不知大家是否還記得前面有提到，我覺得學習點字，說難也不會太難，說簡單也不會太簡單。

　　我會這樣說，主要是我認為學習點字，要背每一個點字符號及它的排列組合，如我們中文注音符號的ㄅ是135；ㄆ是1234；ㄇ是134……說真的，我覺得不會太難。但要在一堆凸點中，摸出每個點字符號代表什麼意思，我認為這就很難了！

　　由於我們的觸覺沒有被好好開發過，所以我剛開始學習摸點字時，曾一個字來回摸好幾分鐘，才摸得出那是什麼字。還曾為了要摸一整行字，花了快十幾分鐘，還沒能摸得出來。甚至是摸到後面，還會忘記前面，到後來根本不知道那一行到底在說什麼。

　　為了這個，我曾經沮喪生氣過，心裡有著滿滿的挫敗感，甚至還在心裡咒罵發明點字的那個人。

想說那個人心腸怎麼可以這麼壞，視障者看不到已經很可憐了，還發明這麼細小的凸點，藉以捉弄視障者為樂。那時我一直在想，為什麼點字不能像鈕扣那樣大顆，這樣就比較好摸好辨識。對於像我這種初學點字的視障者，剛開始學習摸點字也比較不會有滿滿的挫敗感啊！

　　事後我才知道，點字若太大顆，就會很占空間。若以陳之藩的《劍河倒影》為例，這本書的點字若做成像鈕扣一樣大小，那這本點字書，可能要用一整個書櫃才擺得下也說不定。同理可證，若是換成金大俠那些厚厚的武俠小說全集，搞不好還要用貨車來載才可以。

　　後來，還好我沒有放棄點字，點字也沒有放棄我！

　　我每天從早到晚拚了老命，不斷地摸讀那本點字書。日積月累，我的觸覺也逐漸一點一滴被開發，點字摸讀的速度也跟著越來越快。我花了快半年的時間，才好不容易將那本書讀完。之後我才知道，原來《劍河倒影》裡面根本沒有什麼可歌可泣的愛情故事啊！只能說，我受到徐志摩的遺毒太深了！

　　一定會有人想問，我觸覺變靈敏了，那是不是變得很會

摸牌，成為麻將達人啊？我不知道其他視障者是不是如此，很可惜，我知道我不是。自摸的功力還差一大截，我只摸得出「白板」，其他牌面幾乎摸不出來！

當我學會摸點字之後，我爸媽也比較放心，他們就送我去啟明學校讀書。那是我失明之後，第一次一個人離家住校。家人不在旁邊，很多事都要靠自己。那時的我，心裡有著滿滿的恐懼與不安，但儘管如此，這對我而言似乎是一條非走不可的道路。

我在想我爸媽那時應該也很掙扎吧？他們一定捨不得放手，但又不能不放手。如今想想，還好他們當時做了放手這個決定，否則我現在可能還是繼續在當個萬年宅宅兼啃老族也說不定。

※　　※　　※

好了，不知不覺東扯西扯就寫這麼多，我就先在這裡打住，直接進入結論。有關視障者讀書這件事，我覺得還滿辛苦的，也很不容易，特別是在學習摸讀點字方面，通常都會吃不少苦頭。介紹完點字之後，下一回再來介紹我們視障者的有聲書好了！

作者　blindbull007（盲牛大叔007）
標題　Re:[問卦]視障者要怎麼讀書？_有聲書篇
時間　Sat Nov 11 12:54:11

　　大家安安大家好，我是盲牛大叔007，我又上來發發廢文了！

　　關於視障者看不到要怎麼讀書？我上一則貼文對點字做了簡單的介紹，也提到一些我當初學習點字的心路歷程，很高興收到不少網友們的迴響與支持。那我就再接再厲，這則貼文就來說說我與有聲書的一些故事。

　　要進入這個主題之前，請先容許我做一下簡單的前情提要。

　　時間先倒轉，記得我在失明之前，我的視力其實就很不好，算是重度弱視。當時我雖然戴上了快2000度的近視眼鏡，但也只能勉強看到萬國視力量表最上排第一顆0.1的缺口。

　　那時因為視力不好，常常一本書看沒多久，眼睛就開始覺得好痠好累。我很少能把一本書完完整整從頭到尾看完，

除了一些圖案較多的漫畫書之外。所以對於看書，我幾乎沒有太大的興趣，還寧可看電視，可以邊看邊聽，不用這麼耗費眼力。

我記得有次看到我姊姊的書架上，擺著一本從租書店借來的武俠小說。我好奇地拿起來看，那本書又重又厚，我原本還興沖沖想好好把這本武俠小說看完。但我翻不到幾頁，看到裡面全是密密麻麻的文字，眼睛又開始感到痠痛，最後只好投降放棄，將那本書原封不動地擺回架上。

當我失明之後，我以為「看書」這件事，離我更遠了，不得不放棄想看書的念頭。但這世界上還有默默的一群人，還沒放棄讓視障者也能「看書」的夢想。

→為了讓視障者也能看書

國內有幾所公私立的圖書館，除了製作點字書外，還會招募一群熱血志工錄有聲書給視障者聽。讓我們視障者用耳朵代替眼睛，也能有機會「看書」。

在上一則貼文我有提到，當我失明不久，我哥就去借了一本點字書，讓我可以一邊學習點字、一邊讀書。除此之

外，我哥還幫我借了一本有聲書。我到今天還清楚記得，那本書是鄭豐喜先生寫的《汪洋中的一條船》

我不知道當時我哥為什麼要借這麼勵志的書給我聽？或許是因為他認為我剛失明不久，一定很失志，怕我會自暴自棄或常常想不開，需要聽一些殘而不廢的故事藉以激勵我自己，並能跟著奮發向上，化悲憤為力量吧。也或者是圖書館員可能覺得，勵志書比言情小說更適合我們視障者閱讀也說不定，所以圖書館方可能只有錄製像《汪洋中的一條船》或《海倫凱勒傳》這類，讓人聽完會很熱血的有聲書吧！

在這裡說一件不是很重要，但我覺得還滿巧合的事。沒想到過了四、五年後，我竟然也有機會踏著鄭豐喜先生以前走過的路，進入同一所大學（中興大學法商學院）就讀。雖然我無法跟對方看齊，但至少有幸能讀同一所大學，這也可以算是一種另類的沾光吧！

對了，我前面有提到，默默的有一群人，他們沒有放棄讓視障者也能看書的夢想。在這裡我想提兩個人，他們的故事我覺得也滿熱血、滿勵志的，很值得被寫下來，值得被記住！

→蘇清富先生的「天主教光鹽愛盲服務中心」

第一個是創辦「天主教光鹽愛盲服務中心」的蘇清富先生，他本人也是一位視障者。在 1980 年前後，那個國內物資還算十分貧乏的年代，視障者在當時其實沒有太多的點字書與有聲書可閱讀。而蘇先生又是一個非常喜愛閱讀的視障者，他經常遇到沒書可讀的窘境。

沒書可讀怎麼辦呢？除了怨天尤人，感嘆這個世界之外，還不如從自己本身做起，試著改變這個世界！沒錯，蘇先生就是這樣的人。

他在大學畢業後，為了讓視障者有更多的書可閱讀，他開始到處奔走，找人、找地，也找錢，從無到有，最後好不容易成立「光鹽」這個單位。他們結合許多的志工，開始為視障者錄製各種有聲書籍、月刊或雜誌，讓喜歡閱讀的視障者有更多的選擇，而不只有勵志書籍可聽。

雖然，這組織很可惜在前幾年解散了，但在那個物資還算缺乏，社福概念還不算普及的年代，他們就開始不斷錄製許多的有聲書籍，伴隨許多視障者成長，並一點一滴開拓我們的視野。

→李家同校長的「清華大學盲友會」

如果大家覺得這個故事還不夠熱血，沒關係，那我再來講另外一則也會讓人蕭然起敬的故事。

第二個我要講的，是曾任清華大學教務長，後轉任暨南大學與靜宜大學的李家同校長。李校長在美國求學期間，他的博士論文指導教授就是一位視障者。對的，你沒看錯，他的指導教授是一位視障者。李校長的這位盲人恩師對他影響很大，也間接開啟李校長對視障教育的關懷。

當李校長在美順利取得電機博士後，回臺灣清華大學任教。他觀察發現國內的視障者教育水準普遍偏低，沒人能像他的盲人恩師一樣，可以受到這麼好的高等教育。

會如此這般，他歸根究柢，認為主要原因有二。一是視障者沒有太多書籍可閱讀，國內當時提供給視障者的點字書或有聲書都非常稀有，視障者的視野當然就被侷限住。另一則是在當時只有很少很少的大學科系，願意開放給視障者就讀，視障者要進入高等教育的殿堂就學，比登天還難，幾乎是不可能的任務。

於是，李校長除了一方面開放清華大學所有科系，讓視障者有機會就讀，也可以接受高等教育。另一方面他也於1990年成立「清華大學盲友會」，號召校內師生及社會各界熱血志工們，一起念書錄音並製作成有聲書給視障者聽。

就這樣，盲友會每年平均錄製超過1000本以上的有聲書，而且重點是，他們不只有勵志類的書籍，還有其他各式各類的書籍可供選擇。例如我就曾跟他們借過三毛全集、金庸武俠小說全集、哈利波特系列全集、村上春樹系列文集等書。

我記得在一開始時，盲友會為了鼓勵視障者能踴躍跟他們借書，他們用心良苦，每個月會辦一個排行榜，針對每月借最多書的視障者，依序列出前十名，聽說前幾名還有神祕小禮物可以拿。

在當時我也曾為了看看能不能擠進前十名，卯起來拚命跟他們借很多很多的有聲書來聽。結局當然是，人外有人，天外有天，我從來沒有擠進前十名過。雖然如此，至少我在那個時期，累積下來，也聽了不少的好書。

說到這裡，大家也許會問，清大盲友會在新竹，我人在

臺北，我要怎麼跟他們借書呢？不太可能只為了借幾本有聲書，就風塵僕僕臺北新竹來回跑吧！

要回答這個問題之前，就有必要先提到什麼是「瞽者文件」。

郵局（現更名為中華郵政）當初考量到視障者通信不易、行動不便，資訊取得困難，但資訊取得對視障者又很重要。因此，只要是政府立案的公私立視障機構，不管是寄送點字書信或有聲錄音資料給視障者，郵局都可以提供免郵資的寄送優惠，這即是所謂的「瞽者文件」。

所以，我們視障者想借什麼點字書或有聲書，只要打電話給視障圖書館，他們就會用印有「瞽者文件」的包裹寄給我們。當我們讀完這些書，我們一樣將這些書放入原來的包裹，再寄回圖書館就可以了！

前面我說了這麼多，大家就知道要實現視障者也能看書的夢想，其實是要集結很多很多人的力量，包括創辦人、圖書館人員、錄音志工、捐款者，甚至還有在大街小巷穿梭的綠衣天使們，才有辦法成就這個夢想。而講到這群人，我再來說說幾則讓我印象極為深刻的錄音志工小故事好了！

→聲音的溫度

跟點字書相比，我更喜歡聽有聲書，因為有聲書所聽到的，不只有書中的內容，我還能聽到錄音志工們的認真與投入，讓整本有聲書變得更有生命、更有溫度，也更有重量。

我記得有一位志工媽媽，她當初會來當錄音志工，主要是她的小孩生了重病，需長期臥床。她每天會在小孩的床邊，念故事書給小孩聽。她想到既然都要念書給孩子聽了，何不順便將其錄成有聲書，一兼二顧，這樣視障者也可以借來聽。於是，她把整部《哈利波特》全集全部錄完，還在書後錄一小段話，鼓勵正在聆聽的視障讀者們。

很感人吧！愛自己的孩子，也愛別人的孩子！時間雖然過這麼久了，我仍清楚記得這段故事，在這裡也祝福她的小孩已完全康復！

另外，還有一位錄音志工，她是一位長期飽受精神疾患之苦的音樂家。她為我們視障者錄了很多書，其中有一本是《百鳥之歌》，描述大提琴家兼諾貝爾和平獎提名者帕烏·卡薩爾斯（Pablo Casals）的故事。

在該書末尾，這位志工還用心節錄幾段卡薩爾斯的大提琴作品，讓我們視障讀者能有雙重饗宴，不但可以聽到卡薩爾斯的生平故事，還能聽到他的音樂作品。最後，她也用輕柔的語調，描述她的狀況，藉以鼓勵我們視障讀者不要放棄。我還記得她說，當她遇到挫折時，音樂可以帶給她安定與祥和，暫時忘記所有的憂傷。她也期許我們視障者，可以試著從音樂中找到慰藉的力量。

這段也很感人吧，障礙者疼惜障礙者！不知這位志工目前狀況如何，但願她現已不再被精神障礙所困。

說完這兩段很有溫度的故事後，轉換一下氣氛，我來說說幾則我覺得還滿可愛的故事。

例如，我還記得有一位志工在錄製武俠小說時，每當錄到書中打打殺殺、鏗鏗鏘鏘的橋段時，她就會不自覺地加快說書的速度，語調也會跟著抑揚頓挫、高潮迭起。這讓我們聽起來超有臨場感，感覺自己就好比是書裡的人物一般，不自覺也跟著血脈賁張，用力握緊拳頭，手心也開始冒汗。

我還想到有另一位志工錄製的《神鵰俠侶》，當楊過與小龍女要永別時，那位志工可能太入戲，我可以清楚聽到她

一邊錄音，一邊跟著哽咽啜泣的聲音。

還有，我曾聽過某部武俠小說，可能人物太多，志工怕我們視障者聽了會搞混，就找一群好朋友共同錄製。如聲音聽起來比較陽剛的，就扮演大俠的角色；聲音較蒼老的，就負責老翁的角色；聲音比較稚嫩的，就演小孩的角色。所以原本只是一本要錄給視障者聽的有聲書，到頭來反而變成一部人物眾多的優質廣播劇。

大家說說看，這些有聲書是不是都很有溫度呢？

對了，不知大家有沒有發現，如前所述，我在看得到的時候，很少能把一本書完整看完。但沒想到，當我失明之後，反而讀了很多的書。這聽起來是不是有些荒謬？我在想某心理大師所說的「彌補理論」，也許都是真的，我看得到的時候，不愛看書；但當我看不到的時候，反而開始喜歡讀書了！

※　　※　　※

好了，不知不覺東扯西扯就寫這麼多，我就先在這裡打住，直接進入結論。有關視障者讀書這件事，除了我們可以

摸點字書外，還可以聽有聲書。而要製作完成一本有聲書，其實就跟點字書一樣，需要集合很多很多人的熱血投入，才有辦法做到。所以要成就視障者也能讀書的理想，真的是一項不簡單的社會工程！

作者
標題
時間

blindbull007（盲牛大叔007）
Re：[問卦] 視障者要怎麼讀書？_上學篇
Thu Nov 16 14:22:19

大家安安大家好，我是盲牛大叔007，我又上來發發廢文了！

我之前有針對視障者看不到要怎麼讀書，分享我自己在摸點字書與聽有聲書的一些經歷，同樣地很開心收到不少網友們的熱情回應。在上一則貼文我有簡單提到，以前的視障者要讀大學比登天還難，就引發一些網友的好奇詢問，例如我看不到，以前在讀大學時會不會很辛苦呢？

說到視障者讀大學會不會很辛苦，我是不曉得其他的視障者是怎麼認為的。若是問我的話，回想三十年前，在我讀大學的那個年代，坦白說我覺得還滿辛苦的，至於怎麼辛苦，就請看官們繼續聽我娓娓道來。

細說從前，就如我上一則貼文所提到，以前只有很少很少的大學科系會開放給視障者就讀。所以當時視障者要讀大學，機會真的非常非常稀少。如果說一般人大學窄門的寬度，是用「公尺」作為度量衡的單位，那我們視障者的大學

窄門，可能須要用到「奈米」為單位了。

距今約三十年，能進入大學就讀的視障生，真的是寥寥可數。我那一屆考上大學的視障生，包括我在內應該不到十來個。若扣掉弱視生不算的話，搞不好全盲生的人數，只要伸出五根手指頭就數得完也說不定。

因為人數很少，所以當時我常稱自己是校園中的「保育類稀有動物」。而身為保育類稀有動物，會遇到哪些特殊狀況呢？

→第一，被關注的程度較高

因為我們全盲生的人數很少，一萬個人中搞不好只有1位或0.5位。再加上，我們全盲生的外表跟別人很不同，一般人是用兩條腿走路，我們全盲生是兩條腿外加一根手杖，是用三條腿走路。可能是物以稀為貴的緣故，無形當中很容易成為他人關注的焦點。

在我大學畢業十幾年之後的某天，當時我在搭捷運，有個陌生人忽然靠近我，問我以前是不是讀某某大學？

「咦，對啊，你怎會知道？」我有些不可置信地問著。

「我以前有在學校看過你啊！我是讀某某系的啦！」他很開心地這樣回答著。

聽說，生物學家因為害怕打擾到稀有動物，所以常用高倍數的望遠鏡，遠遠地默默地觀察稀有動物的一舉一動。我好像也常被這樣對待，在校園裡我經常被別人關注而不自知。

再來說說另一個被關注的經驗，有次我準備到校外覓食，正好經過某家賣炒飯炒麵的小吃店，因為我常去那家店光顧，吃到後來連老闆都認識我了！

當我經過那家店時，老闆總會從店裡對我熱情吆喝說：「○○同學，要不要進來吃炒飯啊！」這下尷尬了，那天我沒有很想要吃炒飯啊！但我最大的優點，也是最大的缺點，就是不善於拒絕別人的熱情邀約。雖然，當天我想吃山東水餃，但我還是乖乖地轉進那家店，點了一盤肉絲蛋炒飯。

如果我沒記錯的話，一個月有三十天，那個月我應該至少有二十天都在吃炒飯吧！只能謝謝老闆對我特別的關照與

厚愛！

在教室裡，因為全盲身分，我也會很快地成為老師們關注的焦點。再加上為了出入教室方便，我習慣坐在教室第一排，而大部分的同學則是會儘可能往後面擠。教室就會形成兩大陣營，前線多稀稀疏疏，大後方則是人多勢眾。如此一來，我就更顯突兀，老師要不注意到我都很難。

我記得以前曾選修某門課，那堂課的老師對我很關心，每次下課他常會特地過來問我上課有沒有聽懂，或是有沒有遇到什麼困難。當時，還滿感謝他對我這麼關心。

有天，我不知哪條神經不對勁，誤信某位班上很酷的同學的說法。他經常翹課，每次翹課後常大言不慚說，大學生都要翹課過，沒有翹課過就不是大學生。這話聽了雖然有些似是而非，但我還是相信了。就好像一進學校，學長姐就會跟我們這群呆頭呆腦的新鮮人傳教開釋說，大學畢業前一定要修過學業、愛情、社團這三大學分，沒有修過就是白讀大學了！

基於想要獲得團體認同，還有次文化的歸屬感，我也決定要耍酷耍帥，試著翹課看看，證明我也是個大學生。

某天，心血來潮，也沒有為了什麼大不了的原因，就只是為了想翹課而翹課。我默默地沒去上那堂選修課，而是一個人自以為很酷地，躲在宿舍聽我的有聲書。

　　當時我還很得意終於可以證明自己也是個大學生，可以勇敢做自己了。

　　沒想到，那堂課的老師不是這樣想的。他很擔心以為我是不是出了什麼差錯，例如在路上迷路還是跑錯教室，或甚至是發生什麼意外。問班上同學，也沒有人知道我去哪裡了。

　　當我隔週去上這位老師的課時，老師還很關切地問我為什麼上週的課沒來，是發生了什麼事？這下真的尷尬死了，我總不好跟老師承認，我是為了證明自己是個大學生，而想無故翹課，只好隨口胡扯說我當天人不舒服，在宿舍休息，並不小心睡過頭。

　　從那次以後，我再也不敢隨意翹課了，避免老師又要為我擔心，真是不好意思！

　　說完翹課的尷尬經歷，也來說說走錯教室的糗事。

在大學期間，我還記得曾有幾次走錯教室的經驗。其中印象最深刻的是，在我讀大一上學期時，我竟然走錯教室，莫名其妙聽了一堂非常艱深的英文會話課。後來，等到中間下課休息時，才被我們班上同學順利「失物招領」，帶回原來的棲息地。

→第二，被保育的程度較高

說完被關注的經驗後，接下來，第二個我覺得稀有動物所遇到的特殊狀況，就是被保育的程度。

稀有動物會成為稀有動物，一方面因為數量比較少之外，另一方面有可能是環境適應力較差，很容易從生態圈中絕跡消失，所以需要特別保育。

我記得我剛進大學不久，很開心去參加系上所辦的迎新宿營。那天晚上，有個聲音聽起來非常和藹可親的美女學姐，她私下關心問我說，我眼睛看不到，讀書比較困難，會不會擔心畢不了業？或是被二一退學？

我心想不會吧，現在還在迎新咧，怎麼現在就開始擔心我能不能順利畢業？就好像一個新生兒，才呱呱墜地不久，

就在考慮要怎麼辦後事。這未雨綢繆也來得太早了吧！

當然，美女學姐是出於好意關心，害怕我會適應不良，而從校園生態圈中消失，她並沒有惡意。我也不知要怎麼回答學姐的關心，只好笑笑地說，我會盡力讀讀看，如果真的不行也沒辦法，一切都只能盡人事聽天命了！

還好，我沒有從校園生態圈中消失，後來還是順利畢業，完成四年的大學學業。

說到能順利畢業，除了要歸功於我還算爭氣，求生意志算強之外。還有很重要的是，這四年，出現了不少我生命中的貴人。要謝謝這些貴人的幫助，如果沒有他們，搞不好我真的會提早從校園生態圈絕跡也說不定。

至於這些貴人有哪些呢？我做了簡單的分類，主要有下列四種：

1. 學校身心障礙資源教室的老師與工讀生

他們在名義上也在實質上，就是專門協助我們身障學生，解決課業上遇到的各種疑難雜症。但聽說若在生活上遇到困難，如女朋友跟人跑了，或是遇到借錢不還被人倒債之

類的衰事，好像也可以找資源教室的老師們協助開導。至於開導有沒有效，我就不是很清楚，因為盲叔我當時沒有相關經驗可供實證，無法拿來這裡說嘴。

說到課業上的各種疑難雜症，我猜我們視障生應該會遇到很多吧！如教科書沒有點字書或有聲書；考試沒有人協助代筆填寫；體育課不知要怎麼上；甚至經常在校園迷路走錯教室等等，不勝枚舉。這些，就統統找資源教室老師就對了！他們就像我們的奶爸奶媽一樣，會盡可能滿足我們的各項需求。

說到考試要找人代筆填寫這件事，我有遇過一件又好氣又好笑的事情。

我曾經修某門通識課，快到期中考週時，我就興沖沖趕緊跟老師說明我的狀況，及詢問老師我可以用什麼方式考試。

老師可能沒有教過視障生，也不是很清楚我們視障生要怎麼考試，他就問我以前都是怎麼考的？我就跟老師說，我以前都是在資源教室考試，資源教室會派人跟老師拿考卷，然後會請工讀生念考卷給我聽，我再將答案念出來，請對方

代筆，逐一幫我填寫。

　　這聽起來應該很合理才對吧？但不知老師是學識過於淵博還是怎樣，他一聽到「代筆」這個關鍵字，人馬上跳起來，並一直強調考試要自己寫，怎麼可以作弊請「槍手」代考？

　　我馬上跟老師澄清，解釋「代筆」與「代考」的不同，還有我看不到無法自行寫字，需請人代筆填寫。可是老師還是很糾結「代筆」這個關鍵字，一直堅持說考試不能找槍手代考。

　　就這樣，我說我需要找人代筆，他說不能找槍手代考。我們就在代筆與代考這兩個關鍵字上，不斷糾結著。我們雙方雖爭得面紅耳赤，但卻又似乎處在兩條平行線上，雞同鴨講，沒有任何交集可言。就好像秀才遇到兵，有理說不清，只是誰是秀才誰是兵就不好說了。

2. 同學與學長姐們

　　相信大家用膝蓋想也猜得出來，同學與學長姐們對我的幫助更是不在話下。不管在課業上、生活上還是行動上，都

會有他們協助的身影。例如他們會報讀書面資料給我聽；幫我抄寫資料；或是當我成為迷路的小羔羊時，他們會帶我走回正確的道路；甚至也會陪我聊天打屁，讓我覺得自己沒那麼邊緣都沒有朋友。還有很多可以說嘴的，但由於篇幅有限，在這裡我就不多贅述。

3. 發明盲用電腦的工程師

我在大一時，那時還沒有盲用電腦，讀書、做筆記、找資料、寫報告都真的很麻煩也很辛苦。

我還記得在大一上學期，某科必修課老師要我們交8000字的期末報告。這下我就要先一個字、一個字，慢慢地用點字機先打好點字稿，這聽來已經是一項艱鉅的大工程了。但事情還沒完，我還要找人幫我謄寫，順利找到人就算了，最怕是找不到人幫忙，那就真的是叫天天不應，叫地地不靈，有種無語問蒼天之感。想想看，在期末考週前後，每位同學都水深火熱、自顧不暇，怎還有人有能量來幫我謄寫8000字的大報告啊？

假設真的順利找到善心大德願意幫忙，接下來另一個大工程就是，我要一邊摸讀我的點字稿，一邊大聲念出來；而

善心大德就要一個字、一個字幫我謄寫，少一個字多一個字都不行，不能出錯。

　　還好，那時我做人並不算太差，有驚無險，最後有找到一位好心的大三美女學姐願意幫我謄寫。而那份8000字的大報告，我們倆花了兩天兩夜才好不容易謄寫完畢。真的是太難為學姐了，一口氣要寫完8000字，我想她的手一定很痠很累吧！

　　當我讀到大二的時候，國內終於有人發明中文化的盲用電腦了。從此以後我寫報告就不用再找人幫我謄寫，只要有一臺盲用電腦加上我的幾根手指頭就可以搞定。所以，在這裡我要感謝當初發明盲用電腦的工程師們，沒有您們，就沒有現在的我！

4. 我的視障與身障室友們

　　我就讀大學時，學校都會幫我們身障生安排住身障宿舍，我在想可能是身障宿舍的環境對我們比較友善、比較沒有障礙吧！所以我大學四年的室友們，有視障也有肢障的同學或學長學弟。有可能我們同是天涯淪落人，身體都有自己的不方便，彼此都能了解彼此心裡的苦，也算是另類的

生命共同體，所以我們的感情也特別好，多能互相體諒、互相包容。

印象最深刻的，就是每次考完期中考或期末考後，我們都會約一約去吃大餐，找機會好好犒賞自己這段時間的辛勞。

我們當時最愛去的就是某家火烤兩吃吃到飽的宵夜場。為什麼要選吃到飽呢？因為我們這群人全是肉食性動物，都很會吃，也很愛吃。那又為什麼要選宵夜場呢？因為有打折特價，我們都是窮學生，只能從這種CP值較高的下手。

我還記得為了要吃那一餐，我們有時會一整天都不吃東西，甚至有的更厲害的，從前一天就開始禁食，想說到時候可以吃更多，看看能不能吃夠本。

另外，我之前有說過，我們大多都是身障生，每個人的身體都有自己的不方便。在吃火烤兩吃時，我們的分工也變得十分細膩。弱視的同學就負責去吧檯拿肉拿菜，腳比較不方便的同學就負責煮給大家吃，而我全盲能做什麼呢？我就負責開話題炒熱氣氛，說冷笑話給大家聽。大家都能善盡自己的優勢，同時也都能證明自己天生我才必有用。

※　　※　　※

　　好了，不知不覺東扯西扯就寫這麼多，我就先在這裡打住，直接進入結論。視障者看不到還是可以讀大學，只是會比一般人還要辛苦，需要很多很多大恩大德貴人的協助。但是在盲用電腦發明之後，視障者讀書、作筆記、找資料、寫報告，都變得比以前容易許多，所以視障者讀大學，甚至是讀碩士或博士，都是有可能的事情喔！

Part 2
外出

看不見，也可以出門趴趴走！

作者 loser_fat_insider（小魯）
標題 [問卦]視障者一個人在外面會不會很危險？
時間 Mon Nov 27 14:08:46

大家好，我是小魯，我又來了。

前幾天我搭捷運時，在車廂裡看到一位視障者單獨坐車。我就一邊默默地觀察對方，心裡也一邊暗暗地想，視障朋友一個人在外走跳不會很危險嗎？他看不到為什麼還會想出門呢？為什麼沒有想說乖乖在家不要亂跑就好？

在這裡小魯想請問大家，視障者一個人出門在外會不會很危險？這之間不知道有沒有卦？希望知道的大大們能幫小弟開釋開釋。先謝謝願意回答的好心網友們！

大家安安大家好，我是盲牛大叔007，我又上來發發廢文了！

有關視障者眼睛看不到，一個人在外面是不是很危險？這個問我最準，身為一名失明超過三十年的資深盲人，搞不好我失明後走過的橋，都要比我失明前走過的路還要長也說不定。

說真的，先不管眼盲心不盲，還是殘而不廢等等之類的話。平心而論，我覺得自己眼睛看不到，一個人在外面走還真的滿危險的！

至於說有多危險呢？不然，我就在這裡舉一些簡單的例子來說嘴好了。

我就常走在路上，不小心撞到路邊的障礙物，如變電箱、違停機車、路邊招牌、卡車的後照鏡或別人家的花盆等。大家想得到或想不到的，什麼樣的障礙物都有，真的是

不勝枚舉。

　　我就曾不小心撞到騎樓柱子，很不巧柱子尖尖的邊邊角角正中我的眉心，後來眉心還馬上跟著溼溼的。

　　一開始我還誤以為是天氣太熱流汗的結果，但我伸手一摸，手上溼溼黏黏的，用舌頭舔一下，還有鹹鹹的血腥味，才知我不是在流汗，而是在流血！

　　還有幾次我想過馬路，但因看不到紅綠燈，又沒有什麼有聲號誌之類的設備可以聽取，旁邊也正好沒人可幫忙。就這樣，有好幾次我在不知情的情況下不小心闖了紅燈。

　　雖然都是搏命演出，還好老天有保佑，最後我都能有驚無險，化險為夷。

　　說到這個，危險歸危險，這之間我也曾遇到幾次有趣好笑的經驗。不然，我就來苦中作樂，在這裡分享一些我所遇到的詭異障礙物好了。

→臺北街頭出現不明飛行物體？

　　我還記得二十多年前的某天，那時我還在讀大學，在某

個暑假的早晨，我正趕著去某機構實習。我拿著白手杖，依循我腦海中熟記的路線，一步一步地往前走。

走著走著，當我走到半路時，說也奇怪，突然有個大型障礙物不偏不倚正好擋住我的去路。這個障礙物是我以前從沒有遇過的，是一個摸起來比我人還要高、還要寬的大型塑膠物，感覺側邊還有些弧度。

這個大型障礙物幾乎占滿了整個人行道，讓我進退兩難。我一邊順勢摸索著這個障礙物，想著要怎麼繞過它的同時，也一邊暗自嘀咕，在心裡揣摩著，這個障礙物到底是什麼東西啊？怎麼會出現在這裡呢？

不會吧，我腦袋瓜瞬間閃過，一個不祥但又有些複雜的念頭。

這個障礙物的外形，摸起來跟我小時候在科幻電影裡看過的「飛碟」有些神似。難道我撞到的這個障礙物，真的是所謂的不明飛行物（UFO）嗎？等一下會不會有幾個長得像ET的外星人從裡面走出來，並迅速把我綁票帶走？我會不會就這樣不明不白地從地球上人間蒸發，成為X檔案裡的某件懸疑奇案啊？

在這之間我腦袋轉了好多個念頭，也腦補了好幾個與外星人有關的場景。

正當我的心裡小劇場還在默默上演著的同時，旁邊忽然有一個善良的路人，他可能看到我被這個大型障礙物給困住進退不得，看不下去了，於是好心地帶我繞過這個障礙物。我一邊謝謝他的大恩大德，並一邊問對方我撞到的到底是什麼呢？是不是飛碟啊？

他只是淡淡地說，我撞到的是一個廢棄的塑膠水塔。對，就只是一個廢棄的塑膠水塔！我原本還想要說些什麼，但我最後什麼都沒說，只有開口跟他道謝。

啊⋯⋯水塔跟飛碟真的差很多吶，我心裡這樣想著。這也太詭異了，廢棄的塑膠水塔竟然會好端端地出現在繁忙的臺北街頭，這是哪個天才想到的傑作啊？還是這是最新流行的公共藝術呢？

→撞到什麼保證升官發財？

說完這個詭異程度百分之兩百的障礙物經歷後，我再加碼演出，說說另一件也是令人非常匪夷所思的障礙物經驗。

那是發生在十多年前的某一天，我要去某個視障朋友的家裡，教他怎麼用盲用電腦。我下了公車後，就依著他所描述的路線前進。那天我一樣拿著白手杖，一步一步小心翼翼地往前走。

　　一樣是走著走著，走到半路時，我突然被一個類似木頭材質的障礙物擋住去路。我順勢往那個障礙物摸去，想確認這是什麼東西。

　　那個障礙物摸起來，似乎是用木板做成的長型大箱子，高度大概到我的腰部，長度應該跟我的身高差不多，我也不太確定。那障礙物上面，還刻有一些奇怪的紋路，我也摸不太出來那是什麼圖案。我當時心想，這東西會不會跟所謂的「古文明」有關啊！

　　正當我還在狐疑猜想這是什麼障礙物時，有一個人急忙從店家跑出來，並大聲嚷嚷叫我不要亂摸。

　　我詢問對方我撞到的是什麼東西，原來我撞到的障礙物是一副「棺材」。沒錯，真的是一只活生生的棺材，還好沒有血淋淋。至於為什麼一個好好的棺材，竟然會不偏不倚地擺放在繁忙的臺北街頭呢？這已經超越我的想像極限了！我

再怎麼會腦補，也不會想到有這樣的橋段。

後來，我順利走到我朋友家後，馬上將我這次走路走到一半，撞到棺材的詭異經驗告訴他。

我朋友聽完我的遭遇後，只是非常淡定地跟我說，這沒什麼好大驚小怪，我經過的地方，正好是臺北第一殯儀館的對面，有很多葬儀社開在那裡。

我朋友叫我不要胡思亂想，自己嚇自己。他還加碼跟我保證，我撞到的一定是全新的棺材，應該不會有人躺在裡面，更不會是二手回收的。可能那副棺材是有人訂購，準備要外送出去也說不定。

我朋友還笑我說，棺材的諧音是有「官」有「財」，還糗我最近會有升官發財之相，要好好把握。到時候若真的成真，要記得辦桌請大家大吃大喝一頓以資慶祝。

這件事就一直在我心裡擱著，想說真的會如我朋友所言，我近期會有升官發財的機會嗎？過了好幾個月，甚至是好幾年之後，什麼升官發財的好康都沒發生在我身上啦！若硬是說有發財之象，反而是我的確有好幾次，在路上不小心踩到另類「黃金」狗屎的經驗。大家覺得我朋友說我會升官

發財，這樣算不算有靈驗呢？

※　　※　　※

　　從上述我個人的現身說法，我認為視障者一個人在外面走路真的很危險。至於都知道外面很危險了，為什麼視障者還要拚命往外跑呢？這不就跟「明知山有虎，偏向虎山行」的道理一樣。

　　由於視障者跟一般人一樣，也是要讀書、工作、社交或吃喝玩樂等等，要主動或被動參與多項社會活動。為了不想「社會性死亡」，即使明知外面環境有很多的危險與不友善，但免不了還是得硬著頭皮，一個人拿著白手杖出門到外走跳。

　　我好想在這裡跟所有人呼籲，往後大家如果有遇到視障者一個人在外面行走或過馬路時，請不要吝嗇你的愛心、同情心還是同理心。也許因你們適時的關心與協助，搞不好就幫這位視障者避開一場血光車關也說不定。因您們的善行，不僅挽救了這位視障者的生命，還挽救了他（她）背後一整個家庭。這樣聽起來，是不是很熱血很激勵人心呢！

最後，我在這裡也不免俗地祝福眼睛有功能，或眼睛只是裝飾用沒有功能的所有人，大家在外面走跳時，都能小心為上，並平平安安、順順利利地到達自己想去的地方。若在路上有需要他人幫忙時，都能遇到善心大德主動協助。而若是在路上看到有人需要幫忙時，我們也都能發揮愛心、同情心或同理心主動去協助對方，我們就以此共勉之，大家下次見！

作者 loser_fat_insider（小魯）
標題 [問卦] 怎麼引導視障者比較安全？
時間 Wed Dec 13 22:23:36

大家好，我是小魯我又來了。

之前我有在板上詢問視障者一個人在外面會不會很危險。很高興收到許多網友的熱情回文，甚至還有網友大大跳出來，現身說法分享自己的經驗，真的是讓小弟受寵若驚了！

對於那些在外面勇敢走跳的視障朋友們，我內心真的只有滿滿的欽佩與不捨。說到這裡，我突然想到，既然我們都知道視障者一個人在外面走路是這麼危險，那如果我們真的遇到一位落單的視障者，要怎麼引導他們會比較安全呢？這之間不知道有沒有卦？希望有經驗的大大能無私分享，先謝謝願意回答的好心網友們！

作者 blindbull007（盲牛大叔007）
標題 Re:［問卦］怎麼引導視障者比較安全？_教學篇
時間 Thu Dec 21 19:43:27

大家安安大家好，我是盲牛大叔007，我又上來發發廢文了！

如果在路上遇到落單的視障者時，要怎麼引導他們會比較安全？這個問我最準，我身為失明三十多年的資深盲人，經常一個人在外面走跳，遇到好心路人的協助少說也有幾百次以上，甚至早已破千也說不定。這一題就由盲叔我來負責回答好了，如果有回答不完整的地方，也請其他的網友大大不吝補充指教。

其實要協助引導視障者，說真的也沒有想像中那麼困難、那麼嚴重，只要記住「問、拍、引、報」這四字真言就可以了！那什麼又是「問拍引報」呢？以下就以我為例，讓我跟大家小小科普一下。

→官方帶路法：「問拍引報」

假設大家遇到盲叔我一個人在路上行走，或是看到我準備要過馬路，這時若您們受到惻隱之心的感召，很想幫我一把，您們就可以準備進入第一步驟——「問」。

「問」，就是可以主動問我需不需要幫忙，而不是問我呷飽未（吃飽沒）？如果我表示需要幫忙，接下來您就可以準備進入第二步驟——「拍」。

但相反的，如果那裡的路況我正好很熟，我表示可以自己來而不需要幫忙，那您們就真的可試著放手，並遠觀而不褻玩焉！您們千萬不要因為沒有幫到我，而感到氣餒或過意不去，或誤以為我只是在逞強愛面子，自尊心作祟而不喜他人協助等等，而硬是要幫我不可。

「拍」，在這裡不是拍拍手跟我說好棒棒喔！而是可以輕拍我的手臂，讓我知道您們的位置，我就可以順勢輕握著您們的手肘或搭肩並往前進。這個步驟若都能順利完成，您們就可以準備繼續往第三個步驟「引」、第四個步驟「報」前進。

「引」，顧名思義就是引導我去想去的地方，如引導我過馬路、去捷運站等等。在沿途我會一直輕握您們的手肘或搭您們的肩膀，並在您們身後保持約半步的距離跟著前進，而您們只要放輕鬆往前走即可。

當您們停下腳步，或往左轉、往右轉時，我也可以從您們的手肘或肩膀傳來的肢體動作判斷，並且從容不迫，順勢跟著停住、左轉或右轉。

「報」，就是報讀周圍的環境或提醒前方的路況給我聽，如前方會有一個往下的階梯，或是旁邊有一家小吃攤等等。

在這裡開個小玩笑，假設正好有一個美女辣妹從我們旁邊擦身而過，如果可以的話，您也是可以報讀給我聽喔！讓我可以藉此振作一下，可以有機會體會眼盲心不盲，了解什麼叫做最美麗的風景就是「人」的道理！

以上就是怎麼帶領視障者的介紹，小小科普結束。

大家看完之後，是不是覺得更有信心一點了呢？有沒有發現要能安全帶領視障者，其實真的沒有想像中的那麼難吧！

當然不見得每個人都知道並熟練上述這個套路，且有時情況十分危急，很難有時間去細細思考體察正確的帶領方式。但不管如何，只要有好心人願意即時出手相救，都是值得鼓勵、肯定的。就是因為有大家的熱心協助，安撫了路上許多焦急無助的視障者，甚至是挽救了許多視障者的生命及其背後的家庭也說不定。

除了上述所提到的正確引導視障者的套路外，回顧我在外面走跳三十多年的經歷，遇過數以百計，甚至是數以千計的好心路人協助。在這裡，我也來說說其他幾個比較常見的引導方式。

→ 民間自創法一：聲控法

第一個，在此我就先簡稱其為「聲控法」。「聲控法」顧名思義，就是用聲音控制方向。

我猜可能有些人不習慣跟陌生人有肢體上的接觸，或可能是對方離我比較遠，在情急之下只能出聲提醒我前進的方向，或是要如何避開前方的障礙物。

每當遇到這樣的狀況時，我心裡還是會有滿滿的感謝，

但有時我也會不爭氣地聯想到某個「聲控機器人」的畫面。

好心人只要在旁「出聲」下指令，我就會乖乖地聽從他們的口語指示，順勢調整我的方向或速度，我不但能前後左右移動，甚至還能馬上煞車立正站好。這時我手裡所拿著的白手杖，若能瞬間變成一根天線並插在我的頭上，那我就更像一個不折不扣的「聲控寶寶」了！

有時當我快撞到障礙物時，運氣不好的時候，在毫無防備與煞車的動力慣性下，就真的會不偏不倚撞上去。運氣好一點的話，有時會聽到有人在旁立即出聲提醒我；我也會立刻遵從對方的口頭指令，馬上煞車或調整我的方向，藉以避開前方的障礙物。如果對方左右不分，那就是另一段運氣不好的故事了！

某天，我還清楚記得我剛從捷運站出來，往回家的路上前進。當我小心翼翼一步一步地往前走著，突然迎面而來有人向我大喊：「啊，小心！左邊有柱子，要往右邊一點……」

我一聽到好心人的警報提醒，馬上二話不說，立刻順著對方的聲控指示修正方向。我一邊大聲跟他道謝，而一邊非

常靈巧快速地往右邊偏移。

結果，我就撞上柱子了！

原來問題是出在所謂的「相對位置」，好心人迎面而來，其所在的位置正好是我的對面。所以他說的右邊，照理說應該是我的左邊才對。但在情急之下，很少人可以馬上反應將方向作校正回歸。

→民間自創法二：老農牽牛法

第二個較常見的引導方式，我在這裡就先簡稱「老農牽牛法」。

有人不習慣跟陌生人有肢體上的接觸，或是擔心我們視障者會介意被人碰觸，有的好心人就會選擇另一種兩全其美的方式。他們除了會出聲引導外，還會加上一個迅速確實的動作，就是「拉起」我的白手杖，並走在前方帶領著我一步一步勇敢往前邁進。

好心人就這樣拉著白手杖的杖頭一夫當關走在前面，而我則是握著白手杖的杖尾緊跟著走在後頭。

對方只要往左，我就能從手杖所傳來的方向變化也馬上跟著往左；若對方停住腳步，我也能立刻順勢停住不動。這時白手杖瞬間就成為我們雙方的「溝通橋梁」，串起我與好心人之間妙不可言的心靈與動作交會。如此，一方面可避免跟視障者有肢體接觸的尷尬感，另一方面又能保有引導視障者避開危險的安全感。

　　然而，每當想像著這類的引導畫面，我就會再度不爭氣地聯想到老農牽著老牛在田裡辛苦耕田的畫面。老農往前行進，則後頭的老牛就會跟著往前跨步；老農往右一轉，老牛也會毫不遲疑地跟著往右轉身。

　　下次若有好心人拉著我的白手杖，用著「老農牽牛法」帶領我時，也許我可以試著發出「哞、哞、哞」的牛鳴聲以應景附和。

　　另外，我覺得白手杖其實就是我們視障者的「類眼睛」，我們用它來探觸周圍的環境，藉由白手杖觸覺的傳導去感知這個世界。如果像「老農牽牛法」這樣拿走我們的「類眼睛」，視障者反而會更沒有安全感，也會更危險。

→民間自創法三：人肉盾牌法

第三個較常見的引導方式，我在這裡就先簡稱「人肉盾牌法」。

這種方式有別於前述兩種，既不是隔空聲控引導，更不是直接拉著視障者的手杖往前衝。而是好心人會站在視障者的後方，並順勢搭著我們的肩膀往前輕推，並操控我們前進的方向、速度及轉彎的幅度，藉以避開各種可能的障礙物。

大家或許可以跟我一樣，試著閉起眼睛並想像這個引導畫面，我不知道大家會聯想到什麼？

我腦海則是會自動浮現出，以前中古世紀裡的戰爭場景。站在後方的好心人，就如戰士一般驍勇善戰，面對前方天羅地網滿是障礙物的敵軍陣營，毫不懼怕勇敢地衝鋒陷陣；而站在前方的視障者，就如同戰士手持的盾牌那般，擋住各種可能的衝撞。

※　　※　　※

介紹完上述三種我認為最常見的另類引導法後，當然

還是有其他五花八門的引導方式，有的是好心人會拉我們的手；有的則是像摩西分海一樣，在前面幫我們開路等等，不勝枚舉，在此就不一一贅述。

　　好了，不知不覺東扯西扯就寫這麼多，我就先在這裡打住，直接進入結論。要怎麼引導視障者比較安全？其實只要記住「問、拍、引、報」這四字真言就對了！這四字真言若逐一拆解，依序可分為下列四個簡單的步驟：一是「問」視障者有沒有需要幫忙；二是輕「拍」視障者的手臂讓對方知道您的位置；三是讓視障者輕握您的手肘或肩膀並「引」導其前進；四是「報」讀周圍的環境讓視障者知道。所以要安全帶領視障者，說真的是不是沒有那麼困難、那麼可怕呢？

作者	blindbull007（盲牛大叔007）
標題	Re: ［問卦］怎麼引導視障者比較安全？_實境篇
時間	Sun Dec 24 20:11:19

　　大家安安大家好，我是盲牛大叔007，我又上來發發廢文了！

　　上一回我跟大家介紹正確引導視障者的方法，這一篇呢，我想跟大家分享被好心人協助的有趣經驗。

→最拉風的上班方式

　　時間倒轉十幾年前，故事發生在我要走去上班的路上。還清楚記得那天，當我下了公車，走在人行道上，正往辦公室前進。以當時我走路的速度，還需至少約十分鐘才能到目的地。

　　我認真地走著走著，說時遲那時快，忽然有一臺機車從我身後慢慢靠近並停在我的旁邊。

　　「先生，請問你要去哪裡？」這名騎士開口問我。

「我要到前面○○路口上班。」我一邊擦汗一邊回答著。

「我正好順路，你要不要上來？我騎車載你過去比較快。」對方誠意十足地邀請著。

在盛情難卻之下，我謝過對方並準備要坐上他的機車時，我突然想到「安全帽」這個關鍵字。

「您有多一頂的安全帽嗎？」我開口問到。

「沒有，只有戴在我頭上這一頂。」他很淡定地回答著。

我在江湖走跳這麼久，該有的道義與禮數我還懂，我不想對方好心幫我，到頭來害他被牽連而遭受無妄之災。

「這樣不行，如果我沒戴安全帽，萬一遇到警察開您罰單怎麼辦？」這下換我很堅持地謝絕對方。

我因沒有安全帽，執意不肯上車接受他的好意，而他還是不斷地熱情邀約著。我們雙方僵持一陣後，他突然一個字、一個字緩緩跟我說：「你‧不‧用‧擔‧心，我‧就‧是‧警‧察！」

啊，真的還假的？我竟然遇到警察大人出手相救，果然

政府說「警察是人民的保姆」都是真的！

我原本畫錯重點的老毛病又準備要發作，很想問對方是屬哪一類警察？是交通、刑事還是便衣？但後來我什麼都沒問，也不敢問，可能從小到大對警察有種莫名的距離感與服從感吧！

最後，我就在這位警察的協助下，順利安全地被送到辦公室。直到今天我還是不敢斷言對方是真警察還是假警察，但不管如何，我還是要謝謝他的熱心幫忙。

至於如果有人問我，坐上警用機車有什麼感覺？有沒有覺得特別拉風？說真的，我覺得是還滿拉風、滿神奇的！

→搭公車被免費升等

說完上述遇到好心人順路載我一程的經驗後，盲叔我緊接著來分享搭公車遇到好心人的經驗好了。

公車是我平日最常使用的交通工具之一，而每次搭公車都一定要請人幫我看公車來了沒，所以對好心人的需求度與依賴度相當高，當然這之間也遇過多次奇特的被協助經驗。

在這裡，我就分享幾則有趣的故事給大家聽聽。

首先，這是發生在二十多年前的往事，當時我還在大學讀書，我正好要搭公車去機構實習。

當我走到公車站牌，在想要找哪個好心人幫忙看公車時，正好聽到距離不遠處有一男一女在聊天，兩人聲音聽來約莫四十歲上下，但我無法清楚判斷他們的關係為何。

我順著他們說話的聲音方向慢慢靠近，並很有禮貌地開口向他們尋求協助：「不好意思打擾您們，若○○號公車來的時候，可不可以告訴我一聲呢？謝謝！」

該男生很爽快地滿口答應，並問我要搭公車去哪裡。當我才跟他說完我要去的地方之後，他馬上說我的車來了。我心想今天運氣怎麼會這麼好，一下子公車就來了，不用等太久。

這位中年男子一邊幫我攔車，並一邊帶我走近車門準備要扶我上車，我則是一直不斷跟他道謝。

「先生，你頭要低一點，免得撞到頭！」該男子這樣好意地提醒我。

「咦？不對啊，我是要搭公車，為何要低頭呢？」我發現事情有些不對勁地詢問著。

「沒關係，我幫你攔的是計程車，這樣坐起來比較快，也比較舒服！」該男子一邊扶我上車，並一邊笑嘻嘻地說著。

「司機大哥，這位盲胞要去○○路，請你載他過去。這裡是200元車資，剩下來找的錢要給這位盲胞當零用錢喔！」該男子這樣交代著。

由於事情變化太快，整個出乎我意料之外，讓我來不及反應。原本我還想推辭，但當我要開口婉拒，並感謝對方時，車門已被關上，而我也很快地被那輛計程車載走了！

事後想想，大家說臺灣最美麗的風景就是人，果然真的不假。對於該男子的善行還有他的聲音，過了二十多年，我還牢記在心。一樣地，雖然我不認識他，但我心裡還是默默地感謝對方。

說完這段原本是要請好心路人幫忙看公車，最後免費升等變成搭計程車的故事後。接下來，我們換換口味，說說運氣比較不好的求助經驗。

→離開前，別忘了跟我說一聲

這是發生在十幾年前的往事，場景一樣是發生在公車站牌。這次是我下班正準備要等公車回家。

大家當時可能都歸心似箭吧，好不容易，終於找到一個好心路人願意幫我看公車來了沒。我謝過對方之後，就站在旁邊默默地等待，心裡暗自祈禱著我的公車能趕快出現。

等著等著，一分一秒慢慢地過去，聽著前方車子一臺一臺從我面前開走，我心裡越來越焦躁不安，不免暗自嘀咕著，想說今天運氣似乎不是很好，怎麼等那麼久車還沒來？

等了快半個小時之後，我終於按捺不住性子，鼓起勇氣詢問那位原本站在我旁邊、要幫我看公車的好心人：「我的車快來了沒？」

結果，沒人回應，或說我正在跟空氣說話會更貼切。那位好心人不知在何時已先離開，留下苦守寒窯還在原地痴痴等候的我。

當下我猜想，那位說好幫我看車的好心人，有可能她的車子先來，忘了知會我一聲就先上車離開。還好我有試著開

口探詢，不然我傻傻地以為好心人還在旁邊陪我等車，眼巴巴地繼續等待著無緣的公車到來。

從那次之後，我也澈底學乖了。當我請好心人幫我看車的同時，我一定補上這句：「如果您的車子先來，您先離開沒關係，但千萬要記得跟我說一聲，我可以再請別人幫忙，謝謝您！」

還好這種不確定的等車經驗早已是過去式，拜網路與手機科技發展之賜，現在的視障者等公車不用這麼無助＋焦慮＋不安了！目前有一些公車的App可查詢，且都非常的精準即時。

以我為例，目前我下班要搭公車時，只要一走到公車站牌，我就會開啟公車App，查詢我的車還有多久會來。如果說我的車還有十分鐘或二十分鐘才會到，我就可以好整以暇，不疾不徐，邊滑手機邊等公車。如果說我的車還剩三分鐘即將到站，我就會趕快找附近的好心人幫我看車。

→友善的國民外交體驗

說完上述那段運氣不是很好的等車經驗後，接下來，說

說另一段不算是運氣不好，但卻需要即席演出，考驗我臨場反應的故事。

事情是這樣的，還記得二十幾年前，一樣是準備要搭公車回家。當我走到站牌時，手杖敲著敲著，竟然不偏不倚碰到類似圓柱體的東西。依我過去多年累積的經驗，我判斷應該是碰到別人的腳才對。既然如此，我想這或許是上天的安排也說不定，不如就請該位有緣人幫我看公車好了。

「您好，不好意思，可以請您幫我看公車嗎？」我很有禮貌地詢問這位有緣人。

咦？奇怪，對方沒有回應。難道我碰到的不是人的腳，莫非是路燈或樹幹之類的圓柱體嗎？我再次不死心地用白手杖輕微觸碰這個圓柱體，發現這個圓柱體還會跟著挪動位置，這下我更確定我碰到的是人的腳而不是路燈。

「您好，不好意思，可以請您幫我看公車嗎？」我一樣很有禮貌但比之前更大聲地詢問著對方。

「Excuse me, I can't speak Chinese! 」對方帶著歉意地回答著。

啊，我竟然遇到外國人。心想不妙，接下來劇本要怎麼演下去才好，以前沒有請外國人幫忙的經驗。這下我是不是要改用英文請對方幫我看公車，那「請幫我看公車」的英文要怎麼說啊？

　　雖然學了好幾年的英文，在毫無準備的情況下，突然要用英文跟外國人溝通還是會怕怕的。我一時語塞，腦袋瞬間卡住，不知要怎麼說才好。

　　情急之下，我不管三七二十一，也不管文法對不對，一邊筆畫著搭公車的姿勢，一邊用很破的英文結結巴巴地跟那位老外說：「Excuse me! Please help me! I want to take the bus. If the NO. 284 bus is coming, please tell me, okay? Thank you!」（對不起打擾了，請幫幫我，我要搭公車，假如284的公車來的話，請跟我說一下，好嗎？謝謝！）

　　還好，那個老外還聽得懂我的破英文，或是看得懂我要搭公車的動作，爽快回答說：「Okay, no problem!」甚至他還誇讚我的破英文說：「Your English is good!」我不知他說的是真的還假的，但我猜應該有百分之兩百的可能性是基於客套吧！

既然說到請外國人幫忙，我之前有過幾次的經驗，有幾次還滿好笑的。由於自己看不到，搞不清楚當時的狀況，再加上英文聽說能力也不是很好，覺得自己當下就跟海倫・凱勒一樣，又盲、又聾、又啞。

　　我記得前幾年有次跟太太去美國旅行，到了某景點我正好想上廁所，我太太基於異性的關係，不方便直接帶我進入男廁。後來我們就找了一位看起來很像某速食店的看板人物、外表十分和藹可親的山姆大叔幫忙。

　　這位山姆大叔很熱情，二話不說就馬上答應，並帶我進入男廁。我那時是想尿尿，但我突然不知「尿尿」的英文要怎麼說，腦袋瞬間卡彈。我要怎麼說才好，總不可能是說我想要small convenience（小便）；我要small size（小號），或shi shi（噓噓）。我也不好直接一邊吹口哨，一邊比拉下拉鍊掏出小老二的動作給山姆大叔看。

　　當我急得像熱鍋上的螞蟻，還在想「尿尿」要用哪個英文才好。這時山姆大叔說話了。

　　他直接問我是要sit or stand（坐著或站著）？啊，我怎麼沒想到有這麼直白又簡單的用法，害我剛才一直在「尿

尿」的英文要怎麼說上打轉。

※　　※　　※

　　好了，不知不覺東扯西扯就寫這麼多，我就先在這裡打住。今天正好是平安夜，我在這裡也不免俗地，祝福眼睛有功能，或眼睛只是裝飾用沒有功能的所有人，大家聖誕快樂！若今晚有人準備去開趴狂歡，不醉不歸，則要記住喝酒不開車，開車不喝酒，酒駕零容忍，大家說這樣好不好？我們就以此共勉之，大家下次見！

作者 loser_fat_insider（小魯）
標題 [問卦] 導盲犬怎麼帶領視障者？
時間 Mon Jan 1 20:06:11

大家新年快樂！小魯我又來了，我又有問題想請教板上大大神人們！

事情是這樣的，我最近發現我們家附近的視障按摩小站，來了一個新的按摩師外加一條狗狗。那隻狗狗聽他們說是導盲犬，看外表是一隻很憨厚的米黃色拉不拉多犬，這可是我第一次有機會可以近距離觀察導盲犬。

這隻導盲犬果然跟電影上看到的一樣，很乖很溫馴，不吵也不鬧。主人在工作按摩的時候，狗狗就乖乖地趴在旁邊休息睡覺。我知道不能打擾工作中的導盲犬，但我還是會忍不住故意在牠面前比手畫腳、擠眉弄眼，藉以吸引牠的注意。結果發現牠連正眼都不瞧我一眼，直接把我當作空氣，無視於我的存在。

雖然狗狗完全不理陌生人，但會隨時注意主人的狀況，只要主人按摩完在旁坐著休息，狗狗就會過去碰碰主人並撒嬌討摸摸，果然有訓練過真的有差。

說真的看到導盲犬跟視障主人的互動，比男女朋友還要親密、還要貼心，非常令我羨慕。如果我女友可以像那導盲犬看齊，一直將焦點放在我的身上，動不動就跟我撒嬌，不知這樣的世界該有多美好多甜蜜。

　　但很可惜，夢想總是最美好的，而現實總是最殘酷的。我還是得承認我是母胎單身，甚至出生至今連女生的手都沒牽過。

　　不好意思我離題了，我今天想要問的不是要怎樣才能順利脫單交到女友，而是好奇想問導盲犬是要怎麼帶領視障者呢？導盲犬牠們怎會知道視障主人想去哪裡，而能安全帶領主人去想去的地方呢？

　　我猜是不是視障主人只要跟導盲犬下指令，例如說「帶我去上班」、「帶我回家」，或說「帶我去便利商店」等等，導盲犬就會乖乖地帶視障主人去他們想要去的地方？

　　另外，聽說狗狗是色盲（我也不是很清楚，因為我不是生物學家），如果是這樣的話，導盲犬又要怎麼看紅綠燈？要如何安全帶視障主人過馬路呢？

　　我想導盲犬很聰明，應該有牠們自己的辦法才對。我猜

有可能牠們會觀察其他路人，若路人在等紅綠燈，牠們就跟著在旁一起等待。如果看到路人開始過馬路，牠們就會帶著視障主人跟著一起過吧！如果是這樣的話，同理可證，萬一有路人看到沒車闖紅燈，導盲犬也會跟著闖紅燈嗎？

　　真的好奇想知道，導盲犬要怎麼帶領視障者呢？這之間不知道有沒有卦？希望知道的網友神人們能幫小弟解惑開釋。在這裡，同樣先謝謝願意回答的大大們！

作者 blindbull007（盲牛大叔 007）
標題 Re：[問卦] 導盲犬怎麼帶領視障者？
時間 Tue Jan 2 22:23:41

大家安安大家好，我是盲牛大叔 007，我又上來發發廢文了！

關於「導盲犬要怎麼帶領視障者去他們想去的地方」，以及「過馬路時導盲犬要怎麼看紅綠燈」，由於我使用導盲犬的經驗超過十年，這兩題應該算是我的守備範圍，不然就由我來試著回答好了。

我在十幾年前曾養過一隻導盲犬，牠是一隻白色的公拉不拉多犬，在這裡就簡稱牠為小白好了。

小白非常聰明，很聽話也很貼心。至於導盲犬要怎麼帶領視障者，廢話不多說，我就以自己的例子現身說法，說說當時小白是怎麼帶領我出門的。

→導盲犬怎麼知道視障者要去哪？

在回答這一題之前，要先解釋一下我們視障者與導盲犬

之間是如何分工。導盲犬在帶領我們時，多半是聽從我們的指令行動，如往前走、左轉、右轉等。而在沿途若遇有障礙物，導盲犬則會很聰明地帶我們繞開，若遇有上下階梯，牠們則是會主動停下來，藉以提醒主人前方有階梯要小心。

所以今天當我要去某個地方時，我自己心裡面要先有個底，要先知道如何前往並做好路線規劃。這樣我才有辦法下指令，要我的導盲犬小白往哪邊走。

如果我是要去陌生的地方，得事前先做好功課，否則連我自己都不知道要怎麼去，導盲犬也只能愛莫能助。小白最多只能陪我一起迷路，或是設法找好心路人幫忙協助我們脫困。

說到去陌生的地方，就讓我想到之前發生過的某段趣事。

某天，我正好要去郵局辦事，但要怎麼前往郵局我不是很熟，就想說乾脆邊走邊問人算了。

當天我帶著小白或說小白帶著我，我們倆走著走著，走到一半我們迷路了，不知要往哪邊走才對。我只好趕快找好心路人幫忙，詢問郵局的正確方向。

一開始我們順利遇到某位好心路人，我先是很有禮貌地詢問對方，郵局要往哪邊走？他似乎有些遲疑沒有出聲回應。我一開始還以為是不是我講話太小聲，對方沒有聽到。於是我再次很有禮貌並加大聲量地詢問：「請問郵局要往哪邊走呢？」

　　這次，對方終於開口出聲了！他不解地問我說：「你不是有導盲犬嗎？導盲犬沒辦法帶你去郵局嗎？」

　　對方的疑問讓我有些哭笑不得，我心裡真的很想跟他解釋說：「老兄，我帶的是導盲犬而不是神犬啊！若是去熟悉的地方，導盲犬是可以帶路沒錯，但遇到不熟或沒去過的路線，我們還是要詢問別人。總不能說我們只要對導盲犬下指令，例如說請帶我去總統府，導盲犬就會像裝上GPS般神勇，能精準定位並順利帶我們到總統府啊！」

　　當然也不能怪對方，或許有太多節目或廣告媒體有意無意地誤導大眾，把導盲犬說得像神犬一般，好像牠們天生就具有超能力般的導航系統。

　　為了化解我與對方彼此僵持不下的尷尬，再加上我也很難用三言兩語清楚解釋導盲犬的現實能力。我只好打趣地跟

對方說：「不好意思，我家的狗狗今天忘了帶GPS出門，所以無法清楚定位郵局的位置。」

　　對方就在我萬分誠懇地拜託之下，決定順勢帶我們去郵局一程。當下我十分感恩地謝過他，同時以為事情終於可以有一個happy ending了！

　　但事情的發展往往出人意料之外。這位好心人的下一個動作，又讓我再度哭笑不得，只能說人的創意真的是無可限量。

　　那位好心人就這樣不疾不徐，從容不迫，順勢拿走原本還握在我手上，那條繫在小白頸圈上的牽繩。隨後他就牽著小白，並以一種一夫當關的姿態，走在我們前面。

　　小白可能覺得我們終於順利找到好心人幫忙，而不用繼續迷路，牠就很開心地搖頭擺尾加快腳步跟在後頭。

　　而我呢？則是緊張地握住背在小白身上的導盲鞍，怕我的狗狗會被好心人牽走。我也馬上加緊腳步跟上，心裡則是不斷地吶喊著，我們一個也不能少，你們不要丟包我不管啊！

就這樣，我們前後兩人一犬，形成一長串「人、犬、人」的火車隊形。

　　走在最前方的好心人，就像火車頭一樣，他只要一轉彎，緊跟在後頭的小白與我，就會像火車頭後方一節一節長長的車廂，也毫不猶豫地跟著轉彎。而當好心人加快腳步或是緊急煞車，走在後方的我們也非常有默契地，毫不含糊地跟著加速前進或停住腳步不動。

　　最後，在那位好心人的帶領下，以及我鍥而不捨地在大後方緊緊跟隨著，我們這列火車就這樣忽快忽慢，忽左忽右，有驚無險地穿過重重阻礙與人群，終於順利抵達我們的目的地——郵局！

　　當好心人將牽繩再度交回我的手上，小白也在旁開心地搖著尾巴，慶祝著我們完成兩人一狗心連心的不可能任務。雖然過程有些詭異，但結局還是美好的。

　　說完這個有點好笑的經驗後，我又突然想到另一段發生在十多年前的往事，一樣跟導盲犬小白有關，但跟好心人的關係就沒那麼大。

　　那天，我還清楚記得，我與小白正在搭捷運。那時沒有

座位，我只好找個地方站著發呆，而小白則是乖乖地趴在我的腳邊，一起跟著發呆並休息著。

　　我原本以為這一切就如往常一般，沒什麼事情發生。但說時遲那時快，突然有一個中年婦女走向我們，並說我的狗狗很乖很聽話，問我說她可不可以幫我的狗狗助念，讓牠可以跳脫畜牲道？

　　「助念？什麼助念？」面對她這個無厘頭的要求，我疑惑不解地問著，同時心想，助念不是只有針對往生者才需要嘛？

　　當我還在「助念」這兩個字上打轉，腦袋裡全是滿滿的問號，還搞不清楚狀況，也還沒有點頭答應的同時，這婦人已不管三七二十一，很快蹲下來，對著小白開始不斷大聲念起佛號。

　　現在是什麼狀況啊？我被她這突如其來的動作嚇傻了，我在想小白應該更加惶恐也說不定。

　　小白純真的心靈應該很難理解，為何有人會突然蹲在牠前面，並對著牠念念有詞呢？而且念著的是牠完全聽不懂的法號（或咒語）！小白不會誤以為我們坐上的是正開往霍格

華茲魔法學校的火車吧？等一下搞不好還可以遇到哈利‧波特也說不定。

在這裡先插播一下，小白真的有一位導盲犬學弟，的確就叫做哈利（Harry），也是一隻很優秀的導盲犬。

回到正題，我在想小白應該是被嚇壞了，牠應該萬萬沒想到在這裡竟然連麻瓜都會念咒語。然而小白完全處變不驚、不為所動，果然是隻訓練有素的工作犬。反而是我被嚇壞了，我在想可能跟我沒有受過訓練有關吧！

我趕緊叫這婦人快停止助念，但她似乎充耳不聞，反而是越念越快，越念越大聲，越念越自在投入。

這婦人的舉動應該引起車廂內很多人的側目吧，我還聽到有人在竊笑的聲音。

為了化解這樣的尷尬局面，我只好趕快帶著小白，喔，說錯了，應該說是請小白趕快帶著我落荒而逃，列車一靠站就趕緊提早下車。

還好，那婦人沒有跟著下車，不然我跟小白就更難擺脫她的咒語糾纏。

由於我的視障身分，不可否認，的確比較容易吸引到一些宗教人士們的接近，我經常在路上遇到有人跟我傳教或開釋。沒想到，這次連我的狗狗也淪陷了！我在想小白的磁場一定比我更強，以前我最多只會吸引到路上對我開釋這種等級的，沒想到小白遇到的，竟然是在捷運上直接助念這種進階版的！

→導盲犬怎麼帶視障者過馬路？

說到這裡，大家應該更了解導盲犬是怎麼帶領視障者了吧！接下來我就來回答導盲犬要怎麼帶視障者過馬路。

有人說狗狗是色盲，也有人說狗狗還是可以分辨顏色，這樣的爭論就讓我想到以前莊子與惠子的對話。

當時為了爭辯河裡的魚兒是否快樂，莊子與惠子他們兩位老人家誰也不服誰，後來還吵得面紅耳赤。如果依照惠子的看法，他老人家可能會認為我們又不是狗狗，我們怎會知道狗狗是不是色盲呢？

不管真相如何，導盲犬帶領視障者過馬路，我可以用我的人格保證，牠們絕對不是看紅綠燈。那牠們要怎麼分辨現

在是紅燈還綠燈呢？

說來好笑，導盲犬過馬路，還是要聽從視障主人的指令。例如我下指令說「過」，小白才可以帶我過馬路，若我說不能過，小白就會乖乖在旁等候。

看到這裡，大家應該會很納悶，視障者看不到要怎麼分辨紅綠燈呢？別人我是不知道，而我則是多半靠聽車流聲來判斷現在是紅燈還綠燈。

說到聽車流聲，或許會有看官們想舉手發問，路上不是有所謂的「有聲號誌」嗎？紅燈綠燈分別會有不同聲響，為什麼視障者還要這麼克難靠聽車流聲判斷紅綠燈呢？

國內的確是有所謂的有聲號誌，但很可惜的是這樣的有聲號誌數量非常非常的稀少，在路上若能有幸遇到一處有有聲號誌就要偷笑了！所以經常在外走跳的視障者，到後來幾乎都養成聽車流聲就能判斷紅綠燈的特技專長。

說到這裡，也許又會有人好奇想問，視障者光靠聽車流聲不會有誤判嗎？或是遇到闖紅燈的人又該怎麼辦？說真的，這些狀況我之前都有遇過，不然我就來分享一次有驚無險的可怕經驗。

我還記得在幾年前，某天早上小白正準備要帶我出門去搭捷運，中間我們需要穿過一條至少八線道的大馬路。當我們一走到路口，我就馬上聚精會神、全神貫注地聽著車流聲。一開始來往的車輛還滿多的，不久之後，路口突然變得很安靜，聽不到任何的車流聲。依我過去的經驗判斷，認為應該是人行號誌從紅燈轉為綠燈，所有的車子都停下來了。

　　於是我就跟小白下指令可以過馬路往前走，而小白就依指令很乖很平穩地帶我穿越馬路。結果當我們一人一狗走到一半時，我發現不對，竟然有車子從我們的面前一輛接著一輛呼嘯而過，而我的身後也有車子一臺接著一臺開過來。我心裡暗叫不妙，糟糕！剛才我一定是誤判，以為綠燈可以過了，沒想到還是紅燈。

　　我們一人一狗就被困在路中間，在前後都有車輛急駛而過的情況下，我趕快下指令叫小白停住，現在進退兩難，我們最好先站著不動，不管往前往後都很危險。

　　那時我真的是叫天天不應，叫地地不靈，不知該怎麼辦才好，只能心裡暗自祈禱能不能趕快變為綠燈，還是老天爺能不能趕快安排一位小天使來解救我們也行。

可能老天爺真的有聽到我們一人一狗SOS的求救信號吧，這時突然有一臺車停在我們面前，車裡下來一位年輕人，他一邊指揮著交通，一邊帶我們安全穿過馬路，走到對面的人行道，瞬間將我們從鬼門關救回來。

　　其實小白陪我的時間不長不短，大概有七年多左右，我們之間有很深很深的革命情感，在這段時間的確也曾發生許許多多的故事。例如曾被公車司機趕下車；被店家拒絕入內用餐；還有路人想餵他吃雞排等不勝枚舉的故事。

※　　※　　※

　　好了，不知不覺東扯西扯就寫這麼多，我就先在這裡打住，直接進入結論。導盲犬是如何帶領視障者呢？主要還是聽從我們視障主人的指令，包括過馬路。如果要去不熟或沒有去過的地方，我們還是會需要請旁人幫忙，而不是完全依靠導盲犬。

　　最後，我在這裡也不免俗地期許眼睛有功能，或眼睛只是裝飾用沒有功能的所有人，我們都能好好愛護身邊所有的狗狗貓貓們，這些毛小孩可是我們人類最好、最忠實的朋友！新的一年，我們一起以認養代替購買，以絕育代替

撲殺,為毛小孩打造一個友善的生存環境,大家說這樣好不好?我們就以此共勉之,大家下次見!

Part 3
工作與娛樂

看不見，也要好好獨立生活

作者 loser_fat_insider（小魯）
標題 [問卦] 視障者有辦法自己點菸嗎？
時間 Thu Feb 8 12:23:17

大家好，小魯我又來了！

今天是小年夜，後天就是大年初一了！在這裡先跟大家拜個早年，祝大家新年快樂！

在這裡我又有一個跟視障有關的問題想問。事情是這樣的，快過年了，今天去巷口買咖啡時，順便幫回來過年的二哥買包菸。突然之間我想到一件事，視障者看不到，有辦法自己點菸嗎？

我閉著眼睛嘗試了一下，覺得很難，有點恐怖，但之前看盲牛大叔分享了很多視障者的機智生活，感覺能獨立辦到的事情很多，或許視障者也可以自己點菸吧？這之間不知道有沒有卦？希望知道的大大們能幫小弟開釋開釋。

先謝謝願意回答的好心網友們！

視障者的
機智生活

blindbull007（盲牛大叔 007）
Re: [問卦] 視障者有辦法自己點菸嗎？
Sun Feb 11 22:35:12

大家安安大家好，我是盲牛大叔007，我又上來發發廢文了！

今天正好是大年初二，不知眾女婿們是否都有乖乖陪老婆回娘家呢？在路上有沒有塞到車呢？不管如何，先祝每位乖女婿都能讓丈母娘越看越滿意。

→為了一根菸的勵志故事之一

關於視障者看不到有辦法點菸嗎？這個問我最準。雖然我不抽菸，但我曾服務過一位個案，他為了抽菸付出了巨大的努力，在這裡就簡稱他為阿丁。

阿丁在三十多歲時，因一場車禍意外而導致雙眼失明。當阿丁在還未失明前，菸癮就非常大，一天至少要抽一至兩包香菸。這之間阿丁也曾多次試著發憤圖強努力戒菸，但最後還是抵抗不了菸癮的招喚，統統都以失敗收場。

阿丁失明後，他也曾灰心喪志很久，對很多事都感到興致缺缺，提不起勁來。但唯獨還是改不了抽菸的習慣，甚至抽菸成為他失明後，唯一還能從事的消遣活動。

　　一開始，阿丁也不太敢自己點菸，怕會燒到自己的眉毛或頭髮。所以他只要想抽菸時，就會請家人幫忙點菸。但久而久之，家人也逐漸覺得麻煩，失去耐心，感到不勝其擾，甚至要阿丁趁此機會好好戒菸。家人為了阿丁好，決定狠下心來不再幫他點菸。

　　阿丁一開始只好摸摸鼻子，默默配合，試著利用這個機會，看能不能成功戒菸。但戒菸這種事，也不是說戒就能馬上戒。菸癮一來卻沒有菸可以抽，那種感覺說有多無助就有多無助。

　　阿丁到後來還曾忍不住苦苦哀求家人，能不能幫他點菸，他發誓只要抽一根就好，就只抽一根。但是家人這次真的是鐵了心，不為所動，說好不幫阿丁點菸，就真的不幫他點。

　　生命果然真的會自行找尋出口！

　　阿丁有天真的忍受不住菸癮的摧殘，心想求人還不如求

己，決定自己默默地拿起打火機，冒著有可能會燙到手指或是燒到頭髮的風險，勇敢為自己點菸。

阿丁試著揣摩失明前自己點菸的動作與手勢，但他馬上就遇到第一個難題。他在用打火機點菸時，不知道要怎麼判斷火有沒有被點燃。

阿丁心想火這個東西不能用摸的，也不能用聽的，或許只好用感覺的。於是他就冒險試著將打火機靠近自己的臉旁，若自己的臉有感覺到熱氣傳來，就表示火有被點燃了！

聽起來好像很簡單，但做起來並非那麼容易。

阿丁試了好久都沒有成功，其中還有幾次，可能是太靠近自己的臉，或是方向沒有抓準，還微微聞到頭髮燒焦的味道，甚至還曾燙到自己的臉頰。

最後，果然老師以前所說的「皇天不負苦心人」都是真的，阿丁終於能抓到訣竅，慢慢地能抓對距離和方向，透過感覺及「熱傳導」的物理現象，他除了可以感覺到火有沒有被點燃，同時他還不會被火燙到。

緊接著，他遇到第二個難題，就是要如何將點燃的火，

對準自己嘴裡所叼著的香菸呢？

　　同樣地，阿丁試了很多次。一開始都沒有成功，甚至有好幾次不小心燙到自己的鼻子或嘴巴。

　　說到這裡，還是要好好誇讚阿丁一下。雖然阿丁試了很多次都沒有成功，但他沒有放棄，甚至還越挫越勇，就跟國父孫中山十一次革命推翻滿清一樣。

　　果然再一次驗證，大家說的「皇天不負苦心人」，或是「有志者事竟成」都是真的！阿丁試了這麼多次，到最後終於點菸成功。

　　阿丁曾非常得意地跟我說，他永遠忘不了那次經驗。當他順利自己點菸成功，並抽到第一口菸時，眼淚差點飆出來，心裡又激動又感傷，真的是百味雜陳。沒想到自己失明看不到之後，還能有這麼一天，可以不用靠別人幫忙，自己就能點菸成功。

　　果然人家說「求人還不如求己」，或是說「天助自助者」，從阿丁的例子看來都是真的。

　　另外，我在阿丁的身上看到人的潛能真是難以捉摸，有

時可以無限大，但有時卻又會無限小。這話要怎麼說呢？

阿丁現在要抽菸時，自己點菸都可以點得很好，根本不需假手他人。但我要阿丁也試著學習煮飯，學習生活自理，他就會一直跟我哀哀叫，推託說他眼睛看不到，怕煮飯很危險會燙到手，甚至怕一個不小心還會「火燒厝」發生火災。他說不想學、不願學，也不敢學。

→為了一根菸的勵志故事之二

既然提到人的潛能可以無限大，又讓我想到發生在阿丁身上的另一件事情。

阿丁學會自己點菸之後，家人還是希望他可以少抽菸，甚至可以把菸戒掉。家人為了設法讓阿丁戒菸，他們這次決定不幫阿丁買菸。想說這樣阿丁就沒有菸可抽，就能強迫他戒菸成功。

一開始，阿丁還可以忍受沒有菸可抽的日子，但時間一久，他再次受不了菸癮的摧殘，只好多次低聲下氣，苦苦哀求家人幫他買菸。他說只要一包就好，並發誓抽完這一包就不抽了！

但家人為了阿丁的健康，這次還是鐵了心，一樣不為所動，說好不肯幫他買菸，就真的不幫他買，想說這樣搞不好可以幫助阿丁成功戒菸。說真的，我在想阿丁能有這樣用心良苦、處處為他著想的好家人，他上輩子或上上輩子一定是燒了不少好香。

　　事情看似完美，想說這次阿丁應該可以被迫戒菸成功。但只能說人的潛能真的是無限大。阿丁又再度完美發揮求人不如求己，天助自助者的精神。

　　阿丁決定牙一咬、心一橫，趁家裡正好沒人的時候，自己偷偷拿起白手杖，冒著心裡的恐懼，憑著失明前的記憶，一步一步走到住家附近的便利商店買菸。這可是他失明後，第一次自己一個人出門。

　　阿丁這一路走來，雖東撞西撞，看似十分危險。但在他的堅持下以及好心路人幫忙引導，他還是順利走到便利商店，終於買到他朝思暮想的香菸。

　　阿丁說，他接過店員交給他香菸的那一刻，他明顯感覺到自己內心的激動澎湃，甚至連雙手都是顫抖的。他說在那個當下，他才真正體會到，「世間無難事，只怕有心人」這個大道理。

阿丁的故事聽來是不是很勵志？我想我們只要有心，眼前的困難都是可以克服。就如阿丁看不到之後，克服心裡的恐懼，還是可以自己一個人點菸，甚至是可以自己一個人出門買菸，但很可惜的是，阿丁還是不願意學習煮飯、學習生活自理。

※　　※　　※

　　好了，不知不覺東扯西扯就寫這麼多，我就先在這裡打住。從阿丁的故事，我們可以知道「人定勝天」，或是「天下無難事，只怕有心人」等大道理都是真的。

　　然而，為了安全、為了環保、為了我們美麗的家園，不管是跟我一樣眼睛沒有功能的人，或是有眼睛但想閉起眼睛體驗視障者生活的朋友們，特別是小朋友，千萬不要從事蒙住眼睛模仿視障者，嘗試點火這類危險的挑戰喔！

　　另外，菸抽多了還是不好，對身體與荷包都很傷，健保局關心您！

視障者
料理小教室

　　提到視障者學習煮飯這件事，一定有很多人會擔心，視障者看不到這樣不會很危險嗎？不會被燙到嗎？其實我們視障者只要善用視覺以外的感官及各種技巧與工具，還是可以煮出一道道好吃的料理，有的還能自己煎魚、包粽子、手沖咖啡，甚至有的還可以像廚神小當家一樣「辦桌」宴客。

　　盲叔我一個人在家，也是喜歡自己下廚煮東西，包括煮麵、炒飯、煮水餃，甚至最近還學會手沖咖啡。也許會有人好奇問說我看不到，要怎麼煮東西呢？我就以用瓦斯爐煮水餃為例。

我的私房料理 ①　煮水餃

　　步驟1：先將裝好五分滿水的鍋子放在瓦斯爐上煮沸。聽聽看鍋子裡有沒有水滾冒泡的聲音，確認水滾了沒有。

　　步驟2：將所有的生水餃放在一個大漏勺裡，並放在水滾的鍋子裡煮熟。我會用較長的筷子輕觸

水餃看它有沒有浮起來，以確認水餃煮熟了沒有。同時，我也會用聞的，聞聞看有沒有水餃煮熟的味道。

步驟 3：當確認水餃都煮熟了之後，就是將整個大漏勺拿起來，所有煮好的水餃都會在漏勺裡，並全部倒在大碗公，這樣就不會有漏網之魚。

或許還是有人會不放心，覺得視障者用瓦斯爐用明火很危險，沒關係我們也可以改用電鍋、微波爐、電磁爐等，有人還特別專研電鍋料理，煮出各種美味的電鍋菜。

■ ■ ■

盲叔就在這裡公開我拿手的私房料理——番茄義大利麵，只要用電鍋、微波爐而不需用到瓦斯爐就可以辦到。在此跟大家偷偷透露一個小祕密，盲叔當初就是用這道料理，追到我當時的女友現在的老婆。人家說女人要抓住男人的心，就要先抓住男人的胃，而我們男性朋友要抓住女人的心，不也是一樣嘛！

我的私房料理 ②　番茄義大利麵

　　步驟 1：先將適量的水、鹽巴、通心粉與配料（如肉絲、切丁後的香菇和蔬菜）放到電鍋煮熟。

　　步驟 2：將煮熟後的通心粉與配料裝到微波盒，並依自己的喜好加上適量的起司、番茄義大利麵醬後攪拌，並放入微波爐加熱。

　　只要上述兩個步驟就大功告成，安全又簡單就能煮出一道好吃的番茄義大利麵了！

作者 loser_fat_insider（小魯）
標題 [問卦] 視障者是不是特別會摸牌？
時間 Mon Feb 12 14:06:22

大家好，小魯我又來了！

在這裡我又有一個跟視障有關的問題想請問，事情是這樣的，過年期間家家都在團圓，免不了跟家人們摸兩圈，試試自己今年的手氣。說到這裡，就讓我想到一件事，視障者看不到有辦法打麻將、玩撲克牌嗎？

我是有聽說視障者的觸覺與聽覺都很敏銳，搞不好可以善用他們的優勢摸牌或聽牌，這麼說來，也有可能視障者都是賭神級的也說不定。

這之間不知道有沒有卦？希望知道的大大們可以無私分享，先謝謝願意回答的好心網友們！

| 作者 | blindbull007（盲牛大叔007）
| 標題 | Re:［問卦］視障者是不是特別會摸牌？
| | ＿麻將、撲克牌篇
| 時間 | Tue Feb 13 14:15:46

　　大家安安大家好，我是盲牛大叔007，我又上來發發廢文了！

　　身為一名失明超過三十年的資深盲人，再加上以前也有過玩牌經驗，所以這題應該算是我的管轄範圍，不然就由我來回答好了。如果在回答上有不足的地方，也請其他的網友大大不吝補充指教。

→視障者的觸覺是不是特別敏銳？

　　說到打麻將，有必要先澄清一件事。有個都市傳說：視障者因為觸覺都很敏銳，所以都很會摸牌、很會自摸。然而，視障者的觸覺真的都很敏銳嗎？打麻將時真的很會自摸嗎？別的視障者我是不知道，但我知道我的觸覺就還好，可能要看是摸什麼東西。

　　如果是要我摸鈔票，我的觸覺就會自動提升一個檔次，

會不自覺地變得特別敏銳，新鈔舊鈔一摸就知道。但我曾聽說有的視障者更屬害，還可以從鈔票上的紋路、紙質、粗細及厚薄等，摸出哪張是真鈔、哪張是假鈔。

平心而論，目前我的功力還沒有到這種爐火純青的境界，我在想可能是我摸過的鈔票還不夠多吧！有關這一方面，我還需要多多精進，真的很希望我未來也能有這一天，可以有摸不完的鈔票。

看到這裡，或許會有人想舉手發問，說視障者可以摸得出鈔票的真偽，是因為我們鈔票上面就有點字。

其實我們鈔票與硬幣上面雖然都有點字，但我問過一百個視障者，至少有九十九個視障者會說，錢上面的點字太小、太細、太扁，根本摸不出來。既然如此，那為何剩下來的那一位視障者卻可以摸得出來呢？很簡單，因為那一位視障者有可能在說謊！

所以我常笑稱鈔票與硬幣上的點字符號，是做給眼明人看的，而不是做給視障者摸的。說真的，在硬幣上做點字符號，還不如將硬幣做成不同的造型，這樣來得更實際、更容易辨認。但這工程太浩大了，已遠遠超出本大叔所能說嘴的

範圍，在此就不再繼續贅述。

　　簡單說完「摸錢」這件事之後，接下來我也來說說我們視障者「摸人」的奇聞逸事！

　　說真的，我覺得我摸人的功夫還算可以，只要我摸到對方的肩膀或手臂，就可以大概知道這個人的高矮胖瘦。但有些視障者更強，還可以從對方皮膚的粗細、緊實或光滑程度，推斷出對方的年齡大概幾歲。或是摸一下對方的臉孔五官，就能判斷這人美醜與否。

　　可以摸出對方的身高體重、年齡大小或顏值美醜，也許大家看到這裡就覺得嘖嘖稱奇，但還有更神的在後頭。有的視障者只要摸摸對方的手掌或頭形，就能知道對方的過去與未來，還能論斷對方近期的家世、身體、運勢、婚姻或事業好壞，這即是大家所熟知的「摸骨神算」。

　　由上所述，我目前「摸人」的功力，若要與其他視障者一較高下，坦白說還差一大截，說我還只在幼兒園等級一點也都不為過。我大概只能摸得出對方的身高體重，至於年紀、美醜，甚至是運勢好壞等，我還沒辦法摸得出來。

→視障者要怎麼打麻將？

說完摸人，接下來我就直接進入正題，說說視障者看不到要怎麼打麻將。

我有一個明眼朋友，在這裡就先簡稱他為阿祥。阿祥某天看我在摸點字書，一堆密密麻麻細小如針的點字我都摸得出來。他就問我在打麻將時，是不是也很會摸牌、很會自摸呢？

說真的，我不是很會打麻將，至於摸牌的功力如何，我也不是很清楚。阿祥就決定採「準實驗設計」，用科學客觀的方法幫我實測看看。

阿祥一開始先洗牌，然後由他隨機抽牌並交給我摸摸看，每張牌只能摸十秒鐘，然後我要說出摸到什麼牌。阿祥則是在旁做紀錄，看看我總共摸對幾張，隨後進行統計分析。

我們前後反覆經過幾次的實測後，發現有些牌面，我摸牌答對率幾乎可到百分之百，可謂是百摸百中，如白板、一筒、一條等線條極為簡單的牌面。但若是摸到字牌或花牌，

如東、南、西、北，或是梅、蘭、竹、菊等，這類線條比較複雜的牌面，我幾乎都摸不太出來，摸牌答對率幾乎等於零，可謂是全軍覆沒。

所以若依這樣的實測結果，大家覺得我觸覺摸牌的功力算好還是不好呢？

→視障者要怎麼玩撲克牌？

我既然提到麻將，不然繼續來說說視障者看不到要如何玩撲克牌？我之前曾跟另外兩位視障朋友玩撿紅點、十三支或大老二。看到這裡，我想一定會有人很好奇，我們視障者看不到要怎麼玩撲克牌呢？

事情是這樣的，我們會先將每張撲克牌打上點字，這樣我們就可以摸牌面上的點字，知道自己手上拿到的是什麼牌。而在打牌的過程中，為了避免有人使詐，或是為了取信於人，在每一局結束時，除了亮出自己的牌面外，也要念出來給大家聽，這樣不管是弱視或全盲，都可以確認是否有誤。

跟視障者玩牌有一個好處，就是不用擔心有人會偷看別

人的牌，因為大家都看不到。另外，也比較不用擔心會有人詐賭，每局結束大家可以相互檢查其他人的牌面。但若視障者跟眼明人一起玩牌，就不好說了，在此我不敢保證會不會有被詐賭的可能！

作者 blindbull007（盲牛大叔007）
標題 Re:［問卦］視障者是不是特別會摸牌？
_ 下棋篇
時間 Wed Feb 14 16:03:15

大家安安大家好，我是盲牛大叔007，我又上來發發廢文了！

上一篇說完視障者要怎麼玩牌，接下來我也平衡報導一下，說說比較陽光、比較健康，比較不會違反社會善良風俗，能跟黑暗勢力畫清界線的休閒益智遊戲──下棋。

同樣地一定也有人感到好奇，視障者看不到要怎麼下棋啊？

說到視障者下棋，首先我們的棋具都要先特別設計過，像是棋盤上面有加凹槽，棋子則是有立體突出的花紋，讓我們視障者能一邊下棋一邊摸棋，在摸棋時，棋子也不會輕易滑動。

另外視障者在下棋時，不管是玩象棋還是圍棋，我們棋子下在哪個位置都要說出來，好讓對方能摸到以資確認。

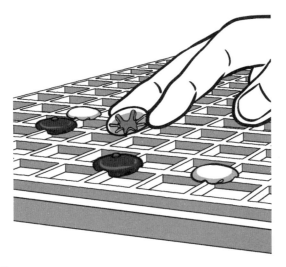

盲用圍棋

棋盤上有加凹槽，棋的背面設計有刻紋，可卡在凹槽上，如此在摸棋時就不容易滑動。此外，黑子上有設計小凸點，讓視障者分辨黑白子。

所以視障者在下棋時，就會看到兩個人一直在棋盤上摸來摸去，藉以確認雙方棋子的位置。

看到這裡，一定有人在想，既然大家都看不到，如果偷偷把棋子調包或更換位置，對方也不會知道啊！

我在前面有提到，視障者在下棋時，必須將自己所下每

一步棋的位子高聲念出來，目的就是讓對方知道每個棋子的位置，這樣就不會有作弊的空間。

　　說到這裡，有沒有覺得視障者下棋很神奇呢？還有更神的在後頭，有些視障者下棋乾脆不用棋盤棋子，雙方直接用口述的方式下棋。哇，一定會有人在想，沒有棋盤棋子只單靠口述，那要怎樣下棋啊？

　　他們這種沒有棋盤的玩法，就真的是用「心」在下棋。雙方腦子裡要先有一個棋盤，每下一步棋，就要跟對方說自己將棋子下在哪個位置，好讓對方將位置記起來。這類進階版的下棋法，雙方除了要記住自己的，也要記住對手每顆棋子的位置。說真的，這類下棋法是很燒腦的，不但要考驗雙方的棋藝外，還考驗著彼此的記憶力。

→視障者不但觸覺好，記憶力也特別強？

　　說到記憶力，我覺得人的潛能真的是不可限量。除了上面所提的視障者下棋外，在這裡我自己也有一個活生生的例子可分享。

　　在以前手機還沒有很普及的年代，若我要記住或查詢別

人的電話號碼時，由於我看不到無法靠紙筆抄寫，我就乾脆全部背起來。

所以當有人跟我說他們的電話號碼時，我就會試著完全記在自己小小的腦袋瓜裡。同理可證，若要查詢別人的電話號碼，我就可以快速搜尋早已儲存於我腦袋瓜裡的資料。

就這樣日積月累，久而久之，我那小小腦袋瓜裡的資料庫，不知不覺也儲存了快五百組以上的電話號碼。

但這些都已是過去式了，自從盲用手機問世之後，我也逐漸失去這種超強的記憶力。因為所有的電話號碼，我幾乎都存在手機裡，現在別說五百組，要我記住十組電話號碼，我都覺得有些吃力，甚至連我太太的生日或電話號碼，我都記不太起來。

再來說說另一個超強記憶力的故事。我曾認識一位國中就失明的視障朋友，在這裡我就先稱他為小帥好了。他高中畢業後，順利考上某大學的資訊工程系就讀。

小帥說他不會點字，他所有的學習都是靠聽的。這就引發我滿滿的好奇心。小帥都靠聽而不靠點字學習，那他要怎麼算數學呢？他是資訊工程系，系上有開微積分。

「我就用心算啊，在算微積分時，我心裡就會有一個方程式跑出來，再把龐雜的資料一一帶入。」小帥一派輕鬆地回答著。

這真的是讓我佩服到五體投地，我第一次聽到有人可以用心算去算微積分，這不就跟愛因斯坦沒啥兩樣。聽說愛因斯坦算數學也不用紙筆，也是完全靠心算。所以只能說，人的潛能真的是無限大。

※　　※　　※

好了，不知不覺東扯西扯就寫這麼多，我就先在這裡打住，進入結論。視障者雖然看不到，但只要有為視障朋友特別設計的牌或棋具，我們就可以打牌、下棋。至於視障者的觸覺是不是都很敏銳，就真的要看個人的造化而定，有些視障者可以摸得出對方的年齡或高矮胖瘦，甚至有的人還能摸出對方的過去、現在、未來及運勢好壞。

對了，在這裡也藉機提醒大家，過年期間跟家人親友小小賭一把試試手氣可以，但千萬不要賭太大而傷了荷包也傷了和氣。我們就以此共勉之，大家下次見！

作者	loser_fat_insider（小魯）
標題	[問卦] 視障者有比較會按摩嗎？
時間	Fri Mar 8 20:31:51

　　大家好，小魯我又來了！在這裡小魯又有一個跟視障者有關的問題想請問大家。

　　我發現這幾天突然很容易感到腰痠背痛，甚至手臂也會感到痠麻，連要把手舉過肩膀都會感到吃力。我在想有可能是這段時間，打電玩打得太過入迷，長期坐姿不良所造成的肌肉痠痛。

　　正好我家附近有家視障按摩小站，看了一下價錢也還好不會很貴，我就想要不要去給人按摩推拿一下。不知道視障按摩與一般眼明人按摩相比，有沒有比較會按？

　　對了，我這裡所謂的眼明人按摩，就真的是正統的「純」按摩，而不是那些所謂半套或全套的情慾按摩，大家不要想歪喔！

　　小魯以前是有聽人說過，視障者因為看不到，觸覺比較敏銳，所以比較能摸出我們的身體哪裡不舒服，或哪裡的肌

肉較硬，哪裡的筋絡較緊，甚至還可以摸得出我們穴道的位置等等。

　　以上都只是我個人的猜想，小魯我以前沒有去按摩消費過，不管是盲人的或眼明人的，甚至是半套或全套統統都沒有，最多只是曾去國術館給人喬過而已。所以我無從比較這之間的優劣得失。

　　視障者是不是真的比較會按摩？這之間不知道有沒有卦？希望有經驗的大大們能幫小弟開釋開釋，先謝謝願意回答的好心網友們！

作者 blindbull007（盲牛大叔007）
標題 Re：[問卦] 視障者有比較會按摩嗎？_工作篇
時間 Thu Mar 14 09:52:02

　　大家安安大家好，我是盲牛大叔007，我又上來發發廢文了！

　　有網友在問視障者是否比較會按摩？我身為看不見有三十年的資深盲人，且又真的領有國內核發的按摩證照，還曾實際從事按摩工作過，我想這題問我應該最準。一樣的，若回答有誤或不足之處，也歡迎其他大大不吝補充指教！

→三年磨一劍的視障按摩

　　有關視障者是否比較會按摩，要回答這一題之前，我想有必要先簡單介紹一下國內現行視障按摩的養成方式讓大家知道。

　　目前國內視障按摩養成主要有兩個正式管道，第一是啟明學校的高職教育體系，第二是盲人重建院、視障協會或按摩工會的職業訓練體系。

在啟明學校高職教育體系方面，校方從高一開始至高三畢業為止，就會持續有系統地培養學生按摩學科與術科的技能，內容包括有按摩學、理療學、復健學、人體解剖學、按摩實習課等等。我就是透過這個管道，前後將近學了快三年的按摩學科與術科。

在職業訓練體系方面，其對象多是針對成人的視障者，提供每週至少三十小時以上，至少一整年的按摩職訓課程。我們有很多到成年後才中途失明的視障者，多是透過這個管道培養按摩的一技之長。

所以視障者若要學按摩，不管是透過上述哪一個正規管道，都至少要學習一年或三年以上的按摩學科與術科。若完成按摩訓練之後，接下來就要參加政府所主辦的按摩技術士檢定考試。關關難過關關過，等順利通過這些關卡後，視障按摩養成才算是大功告成，才能開始對外正式工作執業。

上述說了這麼多，目的只是想讓大家知道，視障按摩養成是需要花費很多心力與時間的。至於是否能將課程所學完全順利轉化為手上功夫，這就真的要看個人造化了！師父領進門，修行在個人。同梯訓練出來的，雖師出同門，但在按

摩技術或手法上，還是會因人而異有所不同。

依我個人的觀察，在我們視障按摩圈裡，平心而論，有些視障者的按摩技術真的很好，甚至客人還要提早預先掛號排隊，才有辦法被按摩到。但有的按摩技術就真的普普或不怎麼樣，按不到一半就被客人「打槍」的也是大有人在。

→視障按摩與眼明人按摩有哪裡不同？

好了，簡單介紹完視障按摩的養成後，接下來我就來說說視障按摩跟眼明人按摩的不同，看看視障者是否真的比較會按呢？

在眼明人按摩方面，其養成方式與視障按摩就有很大的差異，有很多是採速成班，聽說有些訓練不到三個月就可以出師，正式開業，架好招牌，並開始招攬生意幫人按摩。

話雖如此，但因每個人的天分、慧根或努力程度有所不同，雖然我自己身為一名視障者，我還是要坦白承認有些眼明人按摩技術就真的很好，當然技術很差的也不在少數。

所以若要問我，視障者跟眼明人相較，有沒有比較會按

摩，我只能說見仁見智，這沒有絕對的答案。但其中有一件事我覺得需特別提出來的，我認為視障者看不到，其實是視障按摩的優勢也是劣勢。這話要怎麼說呢？請繼續聽我娓娓道來。

先說說優勢，因為視障者看不到，所以在幫客人按摩時，的確比較能夠透過觸覺去察覺出客人的筋絡與肌肉，哪裡比較緊、哪裡比較硬，我們就比較好對症下藥。

另外一個優勢是，當我們在幫客人按摩時，有些客人會穿得比較清涼，可能覺得這樣比較輕鬆自在，或是覺得這樣比較好按。由於我們視障者看不到，客人在我們面前不管怎麼穿，穿多穿少，或甚至是一絲不掛，我們幾乎都是無動於衷，客人也因此比較不會覺得尷尬不自在。

說完優勢後，平衡報導，也說一下劣勢好了。

視障者看不到，最大的劣勢就是難以察言觀色，對於客人的應對就無法這麼到位。另外視障者在服裝儀容上，也會因自己看不到而有些疏忽，偶爾會穿得較不得體或邋遢，或是衣服上有汙漬而不自知。

→盲叔按摩經驗：一偷懶客人就醒來

說了這麼多看起來有點文謅謅的內容，不知道的人還以為我是在寫視障按摩產業分析報告。我怕大家看了會睡著，不然接下來盲叔我就來分享幾段以前自己在從事按摩工作時，所發生過的有趣經歷讓大家笑笑兼提神。

時間軸就先往前推至三十年前，我高中畢業考上大學那年暑假，就曾跟同學到視障按摩院打工賺點生活費，那可是我人生第一次從事按摩的工作。當然在那時要說有多菜就有多菜，完全沒有任何按摩實務工作經驗可言，按摩手法與應對技巧說有多生疏就有多生疏。

在當時我最怕遇到的客人，不是那些需要按很用力的客人，而是那些喝醉酒又很愛發酒瘋的客人。若遇到他們，有時真的會讓人哭笑不得，甚至是會氣死驗無傷。

其中我印象最深刻的一次，到現在我還清楚記得，對方是一位喝醉酒的客人，聽他的聲音，我推估約五十來歲。

那天他喝得醉醺醺地來我們按摩院按摩，正好輪到我值班。這位客人可能是酒喝多了，我開始按沒多久，他就馬上

呼呼大睡。

當天我可能按太多客人，手有一點痠麻，就想說趁他呼呼大睡的時候，偷懶休息一下。

很神奇的是，這位客人似乎有某種特異功能。我的手才放下準備要休息時，他馬上就醒來。我只好繼續按摩。按沒多久，他又開始打呼睡著。我又趁機休息，他又立刻醒來。

我後來還故意試了好幾次，偷偷觀察他的反應，真的是屢試不爽！

更神奇的是，當我按完準備要跟他收錢時，他竟然一覺不醒，我再怎麼叫他，他都還是照樣呼呼大睡。

→盲叔按摩經驗：按一按變成心理師

也說說另一次，印象也是非常深刻的經驗，同樣也是遇到一名喝醉酒的客人。這位客人聲音聽起來比較年輕，我「耳力」推測他大概三十歲初頭。

當我幫他按摩時，一開始都還好端端的，但我按到一半的時候，突然不知怎麼搞的，他竟然開始嚎啕大哭，而且還

哭得很淒厲，說起來一點也不誇張。

　　沒錯，一個大男人，就在我（另一個大男人）面前大哭起來。那時我整個人都被嚇傻了！想說我是有按到哪個穴道嗎？莫非武俠小說裡所寫的都是真的，我是不是不小心按到對方的「哭哭穴」了？那次，也是我至今唯一一次，竟然可以把客人按摩按到哭！

　　當我還在驚魂未定，心想我下班後真的要去廟裡找人收收驚時，那位客人又忽然哈哈大笑。這下我完全丈二金剛摸不著頭腦，搞不懂這客人是哪裡出問題？前一刻還在嚎啕大哭，下一刻卻馬上爽朗大笑？我心想這次該不會是我按到他的「笑笑穴」了吧？

　　更勁爆的來了，這客人突然喃喃自語說：「妳不愛我沒關係！妳以後一定會後悔，到時候就不要回頭來求我，哈哈哈……」

　　這下我更害怕了，他原本還趴著按摩，忽然坐了起來。我看情況不對，下意識趕快往後退了好幾步，怕他衝過來抱住我，我跑也跑不掉。忽然，他不知從哪裡拿出一疊東西，並在我面前比劃著。我聽那聲音，劈里啪啦，猜他應該是手

上拿一疊紙，上上下下甩弄著的聲音。

他開口問我：「抓龍仔（按摩師）啊，你看看我是不是很有錢？我手上有這麼多的錢，原本都是要給那女的，那女生竟然不愛我，這些錢我也不想給她了！她是不是很笨啊？哈哈哈……」

這下換我尷尬了！客人他是不是忘記我是視障者？

說真的，我眼睛看不到，根本不知道他手上拿的是什麼？也許真的是一疊白花花的鈔票，但也有可能是一大把的冥紙也說不定？

當下我不知要怎麼辦才好，是要提醒他我是視障者，根本看不到他手上拿的是不是鈔票？還是要昧著良心，順著他的話說他好有錢呢？若看官有人也是從事服務業，就應該能理解我當下的苦衷吧！有時在面對客人時，我們做服務業的，好像還是不要說實話比較好。

後來，我只好假裝眼睛暫時恢復光明，說他真的很有錢，人又長得一表人才，帥氣多金，坦白說一點也不輸金城武。說我如果是那女生，就一定會牢牢地巴著他不走，怎還捨得離開他呢？他聽完後也非常開心地應和著，還一直誇說

我眼光不錯。

就這樣，我跟他開始一搭一唱，他的心情似乎也跟著逐漸好轉，甚至還能跟我有說有笑。

沒想到我當按摩師，除了要按摩客人的身體之外，同時還要兼做心理輔導，關照並安慰客人受傷的心靈，只能說錢真的不好賺啊！

※　　※　　※

好了，不知不覺東扯西扯就寫這麼多，我就先在這裡打住，進入結論。有關視障者按摩是否比較會按，即使我是一名視障者，也曾短暫從事按摩工作過，照理說應該要為視障按摩護航才對。但坦白說，我認為視障按摩不是每個人都很會按，有些的確很強，有些就真的還好。但就如前文所述，視障按摩的確因為看不到，有我們的優勢也有我們的劣勢。

對了，在這裡也藉機提醒大家，今天正好是白色情人節。若有情人的，別忘記今天要對你（妳）的情人好一點，也許可以貼心地幫對方按摩一下，捏捏脖子，揉揉肩膀，搞不好還可以增進雙方的情趣也說不定。

好了，我在這裡也不免俗地，祝福眼睛有功能，或眼睛只是裝飾用沒有功能的所有人，有情人的都能相互幫對方按摩，且都能按好按滿；沒有情人的也可以學習按摩，以備往後有情人時，就可以派上用場，並把對方牢牢「按」住。我們就以此共勉之，大家下次見！

大家安安大家好，我是盲牛大叔007，我又上來發發廢文了！

　　上一篇貼文我針對視障按摩做了一些簡單的介紹，很高興獲得許多網友的迴響。沒想到大家對視障按摩這麼有興趣，甚至還有人敲碗希望我能多分享一些跟視障按摩有關的趣事。不然，我就應觀眾要求，再接再厲，分享其他我過去在按摩時的有趣經歷與所見所聞好了！

→視障者只能從事按摩嗎？

　　有網友問我現在還有沒有在從事按摩的工作？坦白說，我大學畢業之後，因為是讀社工系，就改行從事社工的工作至今。但偶爾還是會兼差按摩賺點外快，或是幫太太或親友免費按摩，藉此增進夫妻情誼或拉近人與人的關係。說到大學，我又想到二十多年前我在讀大學時，發生一件跟按摩有關的趣事。

某天，我正好要搭計程車回學校宿舍，在車上司機突然幽幽地嘆了一口長氣。我丈二金剛摸不著頭腦，不知道為何他要嘆這麼長的氣啊？

　　這時司機開口了，他說現在大學生真是好命，年紀輕輕就懂得享受，還知道要叫視障者來按摩。

　　這下誤會也太大了！我馬上跟那位司機解釋，不是有大學生要叫我去宿舍按摩，而是我在那所大學就讀，我是那裡的學生。我剛在外面辦完事，現在要準備回學校宿舍。

　　那位司機就很好奇地問說，現在大學也有在教視障者按摩喔？我又向他解釋，我在學校不是學按摩，我是學「社工」。

　　他又好奇問，你們做按摩也要學「志工」啊？聽他這樣一說，我心裡真的好想大聲吶喊「社工」（social work）跟「志工」（volunteer）可是差很多吶！就像開計程車在路上跑的「小黃司機」，跟穿梭於花街柳巷的「老司機」，雖然都有「司機」這個關鍵字，但這兩者卻差很大吶！

　　我跟那位小黃司機，就這樣一來一往雞同鴨講。我發現那位司機大哥還是一直在按摩與志工這兩個關鍵字上打轉，

我再怎麼解釋，他還是堅持己見，到最後我都快被他搞糊塗了！我後來索性放棄，懶得跟他解釋爭辯，他愛怎麼說就怎麼說。

事後，我得到一個結論，只能說人的偏見，真的很難一下子就扭轉過來。有些人只要看到視障者，就認為是在從事按摩；而一說到社工，就會誤以為是在從事志工。

從這件事之後，我也學乖了！只要有人問我從事什麼行業，我都直接說我是在做按摩，這樣對方就不會再問東問西，避免我還要解釋一堆很麻煩。解釋後若對方聽得懂就算了，最怕的是我花了許多時間，用心良苦認真解釋，到最後對方還是固執於自己的偏見，一切重新歸零，回到原點、白費口舌。

講到偏見，我又想到另一個強者我朋友所遇到的例子，我想應該可以拿來這裡說嘴。

強者我朋友，在這裡就稱他為老陳好了。老陳是一位在國內某大學任教的視障教授。對的，您絕對沒有看錯，老陳真的是一位視障教授，而且還是雙眼全盲。

有天，老陳參加國內某學術研討會，並且準備在該會中

發表論文。當老陳拿著手杖、戴著墨鏡進入會場時，忽然聽到某位一同與會的學者竟然高聲說：「今天研討會主辦單位真是佛心來著，不但中場休息有提供好吃的茶點與好喝的飲料之外，還特別貼心安排視障按摩，抒解大家參加研討會一整天的辛勞。」

老陳聽到後當場愣住，並覺得超尷尬的。老陳雖然是視障者，但他是來發表論文的，不是來幫大家按摩的。連高級知識分子在學術殿堂上，都能赤裸裸地毫不掩飾自己的偏見了，更何況我們這些市井小民呢！

→只要認真生活，就能鼓舞他人

說到偏見，我又想到另一件事情。

前幾年，我已改行在當社工，某天我正要下班，準備搭捷運回家。在月臺等車時，旁邊有一個中年婦人，可能對我很好奇吧，問我是在做什麼工作？我連想都不想，二話不說，直接反射性地跟她說我在做按摩。我心想這樣可以省得麻煩，不用像之前那樣得解釋一堆，不用再跟人們的偏見爭辯，如此何樂而不為。

結果這位中年婦人就問我在哪裡按摩？有沒有名片可以給她一張？她說她想帶她兒子一起找我按摩。

　　這下真的是哪壺不開提哪壺，我又不好意思說我剛才都是騙她的。還好我反應夠快，馬上隨便敷衍兩句，跟她打哈哈說，最近生意比較好，名片正好發完，並設法趕快結束這個尷尬的話題，免得露餡。

　　但事與願違，事情常常往反方向發展。

　　我原本以為這位大姐會就此打住，不再追問下去。結果她居然跟著我上捷運，鍥而不捨地，繼續問我按摩院的地址。這下，我真的要露餡了啦！我只好委婉地跟她說，因為這涉及隱私，不太方便透露。

　　聽我這麼一說，這位大姐也急了，連忙跟我解釋，她沒有惡意！她說她兒子去年因為車禍導致雙眼全盲，至今仍走不出來。她覺得我很不簡單，雖然眼睛看不到，不但能走出來，靠自己的雙手養活自己，還能將自己照顧得很好。她說想帶她兒子給我按摩，並希望我能跟她兒子聊聊，順便開導開導他，讓她兒子知道，雖然眼睛看不到，還是可以工作賺錢，獨立生活，天生我才必有用，不應該自暴自棄才對！

聽完之後，我一時語塞，而我體內的社工魂，也立馬被喚起。

這時，我已顧不得會不會因露餡而感到尷尬，馬上跟這位中年婦女坦白承認，我目前的主業是在某個視障協會擔任社工，按摩只是我偶爾兼差的副業。如果她不介意的話，我可以親自去她家一趟，跟她兒子聊聊，分享我失明後的心路歷程，看看能不能藉此鼓勵她兒子，重新振作起來。

這位大姐一開始還半信半疑，擔心我看不到，一個人去她家不會有困難嗎？我用力拍胸脯跟她再三保證，這對我不會有困難，事在人為，只要有地址，我都會設法抵達！而且我還跟她說，這樣更能夠證明給她兒子看，我們雖然看不到，還是有辦法行動自如，取決於我們要或不要而已，真的不用擔心。

我跟大姐互留電話，之後我也依約前往他們家拜訪。

我還記得當我第一次出現在這位大姐家門口時，他們全家人都覺得很不可思議，她兒子一直問我，我真的沒有騙他嗎？我的眼睛真的都看不到嗎？我看不到怎麼有辦法一個人到他家呢？於是我就簡單跟他說明，我這一路走來的經過，

同時我也跟他分享，我失明後的生活現況與經歷以及我失明前後的心路歷程。

我不斷鼓勵對方，說我非常能理解他現在的心情，剛失明時真的很不好受，因為我也是過來人。我們還是不可以失志，我相信天無絕人之路。別人或許會看不起我們，但是我們絕對不可以跟著也看不起自己。

有時我覺得要鼓勵人生路上跌倒的人們，實際上的現身說法，比任何言語上的打氣加油，還要來得更有幫助，更有力量！

最後，她兒子也順利走出來，並接受按摩職訓，目前已在某個按摩小站工作。整件事聽來，還算是有一個不錯的結果。

→醉翁之意非按摩

說完這個 happy ending 的故事之後，基於平衡報導，我們來換換口味，接下來我要說說印象比較不 happy 的經歷。

這是發生在三十年前的往事，當時我還在按摩院打工。我還記得那天時間已經很晚了，約莫凌晨三點前後，我們按摩院正準備要打烊關門休息。

　　沒錯，是凌晨三點，大家沒有看錯。當時很多視障按摩院都是中午開門，一直營業到隔天半夜三、四點才休息關門。

　　當我們鐵門準備要拉下時，忽然有某家小賓館打電話過來，說有客人要按摩，請我們趕快派按摩師過去。當時正好輪到我值班，我也只好趕快收拾愛睏的心情，強打起精神並準備上工拚新臺幣。

　　我一坐上按摩院所派來的摩托車，司機馬上摧緊油門，以最快的速度送我去那家小賓館。按摩院派的摩托車司機會騎機車送我們至旅館或客人住家按摩，等我們按摩完後會再接我們回來。

　　我們一到那家小賓館，司機跟櫃檯打聲招呼，並詢問是哪間房號的客人要按摩，司機就依櫃檯人員的指示帶我到客人的房門口。

　　劇情演到這裡，聽起來一切都還滿正常的，似乎沒有什

麼問題。接下來重點來了，當我敲門說按摩師到了，對方反而死不開門，隔著房門大聲嚷嚷說要女的不要男的。

我想我人都從大老遠的地方跑來了，而且還犧牲我的睡眠，若要空手而回，我還真的不甘心。我那時剛從事按摩業不久，非常菜非常嫩，聽不出對方的弦外之音。我還傻傻地試著要跟對方解釋，不想就這樣被人以性別為由而「打槍」。

那時我鍥而不捨地跟對方周旋到底，隔著房門好說歹說，一直跟對方強調男的女的都一樣，只要會按摩都是好師傅，甚至男按摩師力量還比較大。就好比黑貓白貓，只要會抓老鼠的都是好貓。

對方還是很堅持不開門，可能他也被我煩到受不了，就直接說要我回去，換一個漂亮的女按摩師過來。

聽到「漂亮的女按摩師」這幾個關鍵字，我再怎麼菜怎麼嫩，也大概聽得出對方的意思了！我心裡暗暗叫苦，想說我不會是真的遇到傳說中醉翁之意不在酒的老司機了吧！

後來我也只能自認倒楣，只能用不經一事，不長一智安慰自己，悻悻然請摩托車司機再接我回去。心想這些想找特

殊服務的人，都已在外走跳這麼久了，要叫小姐就光明正大直接說要叫小姐就好了，何必還怕別人笑而故意假裝清純說要叫按摩呢？還是當事人對「按摩」也存有偏見，認為按摩就是做黑的，就是色情的呢？

那次是我第一次被老司機打槍，往後我的按摩人生中，還是偶爾會遇到被客人打槍的狀況。有的較不客氣的，就如同上述所提，直接說只想找女按摩師，然後把我們打發走，連一句道歉都沒有，害我們白跑一趟。有的則是稍微客氣一點，還會讓我們進去按幾下後，就找一些藉口說不想按了，但該付的錢還是會付。

→好客與奧客

其實我們做服務業的都知道，客人百百種，什麼樣的客人都會遇到，有好的，當然也會有很差的。例如另一位強者我朋友，在這裡就先稱他為小奇好了。小奇之前在按摩小站工作時，曾遇到一個很好的客人。

這個客人知道小奇的眼睛跟我一樣，都只是裝飾用沒有功能。該客人想說小奇一個人住臺北，要買生活所需用品比

較不方便，還會特別帶他去大賣場補貨買東西，到後來他們還成為好朋友。有時放假這位客人還會特別開車，帶小奇去郊外走走透透氣。

當然小奇也有遇過很誇張的客人，他曾在按摩小站幫一個客人按摩，對方說只要按一節十分鐘就好。結果小奇一邊按，這個客人嘴巴也沒有閒著，一直嫌東嫌西，一下子嫌小奇按太小力，一下子又嫌太大力，搞到小奇不知要怎麼按才好。

小奇當時心想才十分鐘就先忍耐一下，想說等一下按完後就可以解脫了！沒想到當小奇快按完時，這個客人就打槍小奇說技術太爛，吵著要換別的按摩師。結果小奇錢沒拿到，做了一趟白工，還白白被嫌棄訓話好久。

這個客人換了別的按摩師後，一樣很不滿意，繼續嫌東嫌西。同樣地，等快按完時又打槍說要換別的師傅。結果搞到後來，這個客人總共換了四個按摩師，整個按摩小站的師傅都快輪過一遍了，沒有一個讓他滿意的，他最後也當然都沒有付錢。

在我們視障按摩這一行，的確有條不成文的規定，客人是

可以換按摩師的。但客人如果想換師傅，就要早點說，不要等到快按完才說要換，不然這種行為跟「白吃白喝」還滿像的。

※　　※　　※

好了，不知不覺東扯西扯就寫這麼多，我就先在這裡打住，直接進入結論。視障者因為身體限制的關係，所以選擇職業的時候會有比較多限制，但並不代表視障者只能從事按摩業。而視障按摩就跟其他的服務業一樣，會遇到好的客人，也會遇到很差的客人。

最後，我在這裡也不免俗地，祝福眼睛有功能，或眼睛只是裝飾用沒有功能的所有人，若您是從事服務業的，祝福您每天都可以遇到好客人。若您不是從事服務業的，則是期望您能成為別人眼中的好客人，大家說好不好？我們就以此共勉之，大家下次見！

視障按摩圈行話 快問快答

　　來跟大家玩快問快答。我們視障按摩圈有一些行話，看看大家可以猜對幾個。

1. 抓重龍

　　這個應該很好猜吧！「抓重龍」所指的是，需要很用力按的客人，例如有些身材比較「有分量」或比較結實的客人，通常需要按得很用力。但也是有例外，我就曾遇過個子雖然瘦瘦小小，或甚至是女客人，卻需要很用力按的也有。

　　為何要叫「抓重龍」？我猜可能跟「按摩」的臺語「抓龍」有關吧！至於「按摩」臺語為何要叫「抓龍」呢？這似乎有些不可考，我也不知當初原意。我猜有可能是在按摩完後，客人都能神清氣爽，感覺就像一尾活龍吧！

　　我也有聽過另一種說法，有人說以前按摩算是非常高檔的身體保健，只有皇親國戚才有機會享受。而以前常用「龍」代表皇帝，所以「抓龍」就是代

表幫皇帝按摩的意思。

不管哪種說法，抓龍不但能消除疲勞，又能保養身體，可謂是一舉兩得，大家可多多益善。

2. 站黑板

第二個行話有點難度，之前我曾問過其他人，有些人會猜「站黑板」指的是技術很好的按摩師，能站在黑板前展示給大家看。

其實答案正好相反，「站黑板」指的是一整天都沒有按到一個客人，業績掛零吃鴨蛋的意思。

至於說到按摩業績，我覺得有一個還滿好笑的部分，就是我們常會用「尾」作為客人數量的計算單位。像是問今天總共按了「幾尾」呢？意思是問今天按了幾個客人。我想會這樣說，可能跟按摩的臺語「抓龍」有關吧！因為我們都把「人」當「龍」看了，其計量詞也就跟著改變。

3. 四手聯按

第三個行話較為簡單，什麼是「四手聯按」？

要解釋這個行話之前，先說說什麼是「四手聯彈」。「四手聯彈」的原意，是指兩個人同時彈一臺鋼琴。

而「四手聯按」亦有異曲同工之妙。在我們視障按摩圈裡，意思就是一個客人要兩位按摩師同時一起幫他按摩。如一個人按上半身，另一個就按下半身；一個按身體左側，另一個就按右側。這樣的好處是在同一時段內，能享有雙倍的按摩快感。

如果客人想要四手聯按，同時間享受雙倍的服務，當然就要付兩個按摩師的費用。另外，這兩位按摩師也要有一定的默契才行，否則兩個視障按摩師眼睛都看不到，搞不好還會一邊按摩一邊撞來撞去！

作者 loser_fat_insider（小魯）
標題 [問卦] 視障者怎麼旅遊與運動？
時間 Tue Apr 9 19:16:32

　　大家好我是小魯，自從我開始到我家附近的視障按摩小站光顧後，只要我覺得肩膀痠痛，就會去他們那裡按摩，不知不覺，我慢慢地也變成他們的常客之一。

　　我發現去那裡除了可紓解筋骨、解除疲勞外，更酷的是還可以聽到一些與視障有關，但有點令人難以置信的事情。

　　例如我前幾天去消費時，無意間聽到有一位按摩師正跟看起來很像店長的人請假。這按摩師說他下週要請假兩天，要跟某某協會去花蓮太魯閣、七星潭旅遊。

　　我一聽到「旅遊」這兩個關鍵字，心裡就很納悶地想，這按摩師不是看不到嗎，要怎麼去旅遊、怎麼看風景啊？若遇到無良的旅行社，隨便帶他們到某個景點，騙他們說這裡就是太魯閣，身後都是高聳的峽谷，他們看不到也不會知道是真是假啊？

　　說到視障者去旅遊就已經讓我百思不得其解了，更匪夷

所思的還在後頭。

另一位按摩師也搶著跟店長請假，說他下下週要跟某某視障團體去騎腳踏車。我聽到「騎腳踏車」這幾個關鍵字，嚇到我嘴裡的珍奶差點全噴出來。這按摩師不是視障看不到嗎，他又要怎麼騎車啊？

他們全都是視障者，一個說要去旅遊，一個則是要去騎腳踏車，真的是完全顛覆我的三觀。到底他們要怎麼辦到啊？還是有我所不知的神祕力量在主宰著？莫非因為我看得到而限制了我的想像。這之間不知道有沒有卦？希望知道的好心網友們能跟小弟提點提點，先謝謝願意回答的好心網友們！

作者 blindbull007（盲牛大叔007）
標題 Re: [問卦] 視障者怎麼旅遊與運動？
時間 Wed Apr 10 21:02:17

　　大家安安大家好，我是盲牛大叔007，我又上來發發廢文了！

　　關於視障者看不到要怎麼旅遊、怎麼運動，這題問我就對了！雖然我看不到，但我卻很愛到處旅遊、到處趴趴走，也很愛運動。不如我就先來拋磚引玉，說說我的經驗好了。

→想用僅存的微光看遍這個世界

　　要進入視障者旅遊這個主題之前，先容許我前情提要一下。不知大家是否還記得我之前有提過，我們視障者可分兩種，一種是「弱視」（低視能），而另一種則是「全盲」。這兩者的旅遊方式，會略有不同。

　　雖然弱視也是視障者，但他們跟全盲不一樣，通常他們還是會有剩餘視覺，有的還是可以看到粗大影像，有的可以看到模糊的輪廓，所以弱視的視障者還是可以用他們僅存的

剩餘視覺，欣賞這個美麗的世界，只是看到的一景一物無法像眼明人那樣清楚罷了。

說到這裡，就讓我想到強者我朋友小玲。小玲就是一位患有先天性視網膜病變的視障者，她的眼睛一直不斷退化。小時候她還可以看到1.0，如今卻剩不到0.05的視力。

小玲說她很喜歡旅遊，國內很多景點她都有去過，甚至也去過很多的國家，而且她還持續不斷收集新的景點、新的國家。雖然她無法看清楚外面的風景，但她還是非常享受與珍惜能到處走走、到處看看的時光。

小玲曾跟我說過，她覺得自己好像在與時間賽跑，趁現在她還能看得到的時候，想要盡可能看遍這個世界。

→改用聽覺與觸覺去認識這個世界的美麗

說完弱視者的旅遊後，也來說說全盲的視障者要怎麼旅遊？或許全盲的朋友無法像小玲那樣，還可以用剩餘視覺欣賞這個美麗的世界，但我們還是可以用視覺以外的感官，去認識這個世界的美麗。

這話要怎麼說呢？就讓我分享曾經發生在我身上的小故事。

　　還記得以前我還只是一個小小社工的時候，曾舉辦過帶視障者去動物園郊遊的活動。當時曾有人很不解地問說，視障者又看不到動物，難道去那裡是要給動物看嗎？

　　雖然有聽到一些質疑的聲音，但我還是堅持辦下去，並跟動物園申請導覽服務。即使我們是一群視障者，但園方還是很爽快地答應，並說會幫我們安排很特別的導覽活動。

　　怎樣的特別呢？那時動物園最熱門的動物明星就是無尾熊跟國王企鵝。當天導覽志工就特別準備一隻外表、體重、顏色完全一比一等比例製作而成，維妙維肖的無尾熊擬真玩偶，讓我們視障者逐一觸摸。

　　除了這個之外，導覽志工還非常用心地額外準備了企鵝的羽毛、羚羊的長角、鴕鳥的腿骨等標本，再加上志工風趣生動的解說，讓我們視障者也可以改用觸覺與聽覺的方式，去認識這些可愛的動物們。

　　說到這個，我又想到某次我們帶一群視障者去故宮博物院參觀的經驗。同樣地，應該會有人很不解地想，視障者看

不到櫥窗裡的國寶，去故宮博物院又能幹嘛？

故宮博物院院方一樣非常的用心，他們製作許多一比一等比例，從重量、材質、顏色到外觀都跟真品完全相似的國寶贗品，包括有翠玉白菜、肉形石、毛公鼎、嬰兒枕等等。讓我們視障者在導覽志工的解說與帶領下，逐一觸摸這些贗品，而能以另一種方式，毫無阻隔地認識這些無價之寶。

除了上述這兩個例子之外，其實還有許多人、許多景點並沒有放棄讓視障者能「無障礙旅遊」（accessible travel）的理想。他們正默默地運用各種巧思，讓視障者可以透過視覺以外的感官，如聽覺、觸覺甚至是嗅覺，去認識這個美麗的世界。

→視障者的運動見聞

介紹完視障者的旅遊後，緊接著我也來說說我們視障者要怎麼運動。

我記得有次去某國小進行生命教育演講，曾問現場的小朋友們，我們視障者看不到可以做什麼運動呢？沒想到小朋友的回答超乎我的預期。我原本還以為這題可以考倒他們，

以為會全場靜默、鴉雀無聲，沒想到他們都爭先恐後踴躍回答，場面熱鬧到差點失控。

有的小朋友說我們視障者可以跳繩、舉重、在跑步機上跑步，有的則說可以爬樓梯、吊單槓、騎飛輪等。還有一個小朋友說，視障者可以玩躲避球。

啊，躲避球，要我下場去玩躲避球真的不行。我應該會是第一個出局，且還是從頭到尾不知如何閃躲，莫名其妙就出局的那個。

除了躲避球之外，上述那些運動我們視障者的確都可以從事。除此之外，還有更酷更炫的：有的視障者還會跑馬拉松，有的是騎車環島，有的則是攀登百岳，甚至有的還泳渡日月潭或玩三鐵等等。沒錯，這些我們視障者都能做，甚至也都有人做到了！

→視障者要如何路跑？

或許有人很難相信，視障者看不到真的能路跑、騎車、爬山、游泳嗎？不然就先來說說視障者要怎麼路跑，怎麼跑馬拉松好了。

一個全盲的視障者，要單憑白手杖及靠耳聽八方完成全馬、半馬，或只是3公里兒童組路跑，坦白說的確都有難度。

那視障者要怎麼路跑呢？視障者的路跑並非是單靠自己完成，而是要有「陪跑員」在前面引導。陪跑員與視障者各拉著「陪跑繩」的一端，透過陪跑繩的牽引，加上雙方合作無間、默契十足，才能共同完成這個不可能的任務。

由於陪跑員是要跑在視障者左前方約半步的距離，雙方透過陪跑繩的牽引，視障者才能知道前進的方向要直行還是

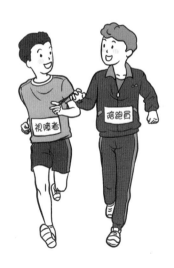

陪跑員
陪跑員要跑在視障者左前方約半步的距離，雙方手指上套著陪跑繩的兩端，以此牽引視障者前進。

往左、往右，所以陪跑員的體力通常要比視障者還要好，這樣才能依視障者的狀況跟著加快或放慢速度。

更難得的是，國內現在從北到南已經成立好幾個視障路跑團，而且這群陪跑員都是以「志工」的身分加入。自己喜歡路跑，又能帶視障者一起路跑，一邊運動又能一邊做公益，真是一舉兩得。

視障者在這群陪跑志工的引領下，有的還不斷突破自我、接受挑戰，從10公里組慢慢提升到半馬，甚至是跑完全馬的也大有人在。很謝謝有這群陪跑志工的默默付出，讓我們視障者也有機會完成路跑的雄心壯志。

→視障者要如何騎車追風？

視障者看不到又要怎麼騎車呢？目前我們視障者通常都是騎所謂的「協力車」，坐在前座都是明眼志工，我們簡稱「領騎志工」。領騎志工主要是控制方向、變速、踩踏與剎車，而我們視障者坐在後座，只要聽著前方志工的引領跟著踩踏就好。

盲叔我放假時也很愛騎協力車，可以一邊聽著前方領騎

志工報讀周圍的環境，一邊又能感受迎面而來的徐徐微風，同時聽著遠方的聲音，甚至還能聞到附近的各種氣味，完成一趟另類的輕旅行。

說到騎車追風，目前我最高紀錄是一天從臺北士林騎到烏來，來回騎快90公里，上下爬升約500公尺。而最長的紀錄是三天從高雄小港騎到屏東潮州，再從潮州騎到高雄寶來，從寶來最後騎到楠梓。這趟來回騎了也快200公里，上下爬升則是超過800公尺。而我此生最大的目標，就是能有機會完成騎車環島的夢想。

→視障者要如何爬山？

說到視障者要如何爬山，其實跟上述路跑、騎車很像，只要有一位眼明人在前方帶領，加上雙方有很好的默契與充足的體力即可。

就以我為例，爬山時若遇到窄道上坡，我就會走在明眼志工的後面，一手拿著登山杖，而另一手則是抓著對方的登山包，這樣我就可以跟著前方志工的腳步往左、往右或上下直行。若是遇到窄道下坡，我則是會在後方搭著前方志工的肩膀，跟著對方的腳步一步一步地往下前進。

由於視障者看不到，在爬山時比較不會有懼高症，即使是走在危險的峭壁陡坡旁，也多半不會害怕，這或許即是所謂「盲人不怕槍」的道理吧！但也因如此，視障者在爬山時反而更要小心、不可大意，一定要完全聽從前方明眼志工的指令，盡可能配合並跟隨對方的腳步，一步一步慢慢往前行進。

　　不好意思，讓我在這炫耀說嘴一下，目前我的紀錄是前後撿了三顆百岳，最高曾登上海拔3416公尺的合歡主峰。而我此生的目標當然是希望有機會能登上臺灣最高峰——玉山主峰，還有能順利撿到十座以上的百岳。

→視障者要如何游泳？

　　說到游泳，只要學會基本的技巧與換氣，游泳應該算是視障者可以自行獨立完成的運動之一，只是要如何克服在泳池內不要游歪或撞到別人，這就是另一個課題了。

　　為了不要游歪，我有一個自己的「小撇步」。當我一個人在泳池游泳時，我會一邊游蛙式，一邊右手順勢摸著泳道線，沿著往前游就不會游歪、不會偏離航道。

只要沒有偏離航道，跟大家前進的方向一致，就比較不會撞到人。除非我游太快，沒有保持安全距離，而碰到前方泳客的腳，這時只要放慢速度即可。

另外，當我游到池邊時，偶爾也會碰到靠在池邊休息的泳客，通常我會馬上跟對方道歉化解尷尬。如果碰到的是男生倒也還好，但如果對方是女生就真的不好說了！由於我戴上泳鏡，而且也不可能在泳池中拿手杖，所以對方根本不知道我是全盲的視障者。

有時在想我要怎麼做，才可以讓周圍的泳客知道我是視障者，如果我的泳帽特別寫上「我是視障者」幾個大字，萬一真的不小心撞到人，應該會比較容易獲得他人的諒解吧！

照慣例也來說嘴一下，我目前最長的紀錄是曾泳渡日月潭，全程約3.2公里。

※　　※　　※

接下來，我們就直接進入結論。視障者其實也是可以旅遊，弱視者可用僅存的視覺，而全盲則是改用聽覺、觸覺甚至是嗅覺去認識這個世界。此外，有一群人為了讓視障者也

可以跟大伙一起旅遊，正默默地不斷應用各種機智，打造適合視障者的無障礙旅遊。

　　視障者當然也可以運動，一樣只要應用各種巧思，再加上旁人的協助，幾乎很多運動項目都可以從事，包括路跑、騎車、登山、游泳、棒球、桌球、保齡球等等。同樣地，也是有一群人為了讓視障者有機會出來運動，而無私地帶領著我們一起從事。

　　最後，我在這裡也不免俗地想要期許眼睛有功能，或眼睛只是裝飾用沒有功能的所有人，我們不要因生理或心理的因素，而限制我們想出去飛翔的心，大家說好不好？我們就以此共勉之，大家下次見！

Part 4

關於
視障者

還有這些問題想請問

作者	loser_fat_insider（小魯）
標題	[問卦] 怎麼稱呼視障者會比較好？
時間	Wed May 15 09:32:29

　　大家好，小魯我又來了！我又有問題想請教板上的大大們。

　　最近我常去家附近的視障按摩小站光顧，有一件事開始困擾我，那就是我不知要用什麼字眼稱呼這些師傅會較好。我猜應該不能說他們是瞎子，這樣光聽就覺得很粗暴，稱呼他們為盲人應該會好一點？還是要說視障者，或是說視障朋友呢？

　　我怕自己若不小心說錯話，搞不好會傷害到他們的自尊心。我要怎樣稱呼他們聽起來會比較有禮貌呢？這之間不知道有沒有卦？希望知道這一題要怎麼解的大大們能幫小弟解惑，先謝謝願意回答的好心網友們！

大家安安大家好，我是盲牛大叔007，我又上來發發廢文了！

　　有網友在問要怎麼稱呼視障者會比較好？就我一個資深盲人而言，其實已聽過太多別人對我的稱呼，有好的也有不好的。

　　大家對於我們視障者的稱呼，依我個人的經驗值回顧，我所聽過的，若客氣一點的，可能會叫我們盲人、盲友、盲胞、視障者、視障人士或視障朋友；比較不客氣的，可能就會叫我們瞎子或青瞑仔之類的。當然，還有更惡毒的，怕寫出來會讓大家看了也不舒服，為了不傷害大家的眼睛，在這裡就不再贅述。

→此「胞」非彼「包」

　　說到對我們視障者的稱呼，就讓我想到以前發生過的一

個小故事。還記得那是發生在幾十年前，我還在某個視障機構擔任小小社工員的年代。某天有位就讀小二的視障小朋友找我聊天。聊著聊著，我們就聊到別人都怎麼稱呼我們視障者這件事。

他童言童語地向我抱怨說，為什麼有些人要叫他盲胞？他說他又不是肉包、菜包，什麼盲胞不盲胞地亂叫，還水煎包、小籠包咧！

聽他這樣一說，我就忍不住笑出來。

由於這位小朋友是先天全盲的視障生，對於中文字的認識，可能只有字音而沒有字形的概念，誤以為「胞」與「包」是同一個字。

我跟他解釋，此「胞」非彼「包」，別人會稱我們盲胞，那是「盲人同胞」的簡稱。就像我們以前稱原住民為山地同胞，簡稱山胞的道理是一樣的。跟肉包、菜包、水煎包或小籠包，一點關係也沒有。

但他對我的解釋似乎不是很滿意，他就反問我，我們盲人就叫盲胞，聽不到的聾人，怎麼沒有人叫他們聾胞呢？若肢體行動不方便的人，怎麼就沒有人叫他們肢胞啊？盲胞是

指盲人同胞，那細胞又是什麼呢？是指細菌的同胞嗎？

這小朋友還繼續童言童語

問我，以前住在山上的人叫「山胞」，那住海邊的人，是不是就要叫「海胞」？住在農村裡的人，不就要叫「農胞」？住在菜園旁邊的人，豈不就變成「菜胞」了啊？

被他這樣一說，我完全無法招架，啞口無言，不知要怎麼答話才好，覺得他說得還滿有道理的。只能說中文用語也太深奧了，不能就這樣簡單隨便拿來類比啊！

→我可不是瞎子，我是「……」！

說到童言童語，我又想到另一件往事。

這是發生在二十多年前，我那時還在讀大學。有天我正要走去學校上課，順著我熟記的路線，拿著白手杖踩著自信滿滿的步伐，毫不遲疑地一步步往前走。

前方忽然聽到應該是一對母子或母女在聊天的聲音，小孩聲音聽來十分稚嫩可愛，我猜應該還在讀幼兒園或小學低年級。他們朝我的方向迎面而來，我在想他們也許會問我需

不需要幫忙，大家都知道小孩就像小天使一樣，多能展現赤子之心的一面。

當我持續一步一步篤定地往前走，一邊帶著充滿自信的笑容，同時一邊在心裡暗自盤算著，等一下要如何委婉謝絕他們的善意。

但事情往往會朝著相反的方向發展。

當我快要與他們擦身而過的那一瞬間，這小孩好像發現新大陸似地，突然很興奮地大聲叫說：「媽媽，前面有一個瞎子！」

劇情怎麼跟我設想的完全不一樣吶！那位媽媽似乎也被她孩子的神來一叫嚇到，馬上小聲發出「噓」的長聲，示意孩子閉嘴不要說話。

還好我夠堅強，不會輕易被打倒。但遇到這麼尷尬的狀況，我是要裝死假裝沒聽到？還是要大罵這小孩沒禮貌呢？

突然我靈機一動，於是故弄玄虛，用著最神祕兮兮的語調跟那小孩說：「嗨，小朋友，我可不是瞎子喔！」那小孩很好奇地問我說：「你不是瞎子，那你是什麼？」我好整以

暇地說：「我是螃蟹！」

這下換那小孩愣住了，不解地問他媽：「為什麼他說他是螃蟹，而不是瞎子啊？」

我只聽到他媽還一直噓、噓、噓，示意要孩子不要多嘴。

這對母子或母女的聲音與我擦身而過，慢慢地離我越來越遠，但我似乎還能依稀聽到，從我背後遠方斷斷續續傳來那孩子的聲音，還在不死心地追問著：「為什麼他說他不是瞎子？」「為什麼他是螃蟹？」「為什麼、為什麼、為什麼……」

→讓氣氛瞬間變尷尬的兩個字：「瞎」與「看」

說到敏感字眼，的確有些人會比較顧忌，怕說到「瞎」或「看」之類的字眼，會傷害到我們視障者脆弱的心靈，所以當用到這些敏感的關鍵字時，就會格外小心。

我想到另一段往事。

那是我幾年前，參加某視障協會所辦的旅遊活動。那

天中午，盲友與志工們大伙浩浩蕩蕩，一起開心地到餐廳用餐。當天吃的是合菜，志工們會很熱情地報讀菜色給我們聽，並幫我們添飯夾菜。

其中有一位志工，我在猜想可能是新手，還在拿捏要怎麼跟我們視障者互動應對。正好有一道水煮白蝦上桌，她忽然愣住，不知要怎麼報讀這道菜色給我們聽。她怕直接說「蝦子」會太敏感，擔心會傷害到我們的自尊心。

她就問身旁另一位較資深的志工大姐：「這一道菜要怎麼報讀才好？」那位大姐很直率且不加思索就說：「這盤就是蝦子啊！」她聽了有些不敢置信，還小聲地問說：「這樣直接說蝦子，不會太直接、太 over 嗎？」志工大姐覺得這有什麼好大驚小怪的，回說：「我們這些盲友都已身經百戰，都免疫了啦！沒什麼好擔心的。」

這時其中有一位較調皮的盲友還自我調侃地說：「我等一下還可以表演瞎子吃蝦子給大家看！」這下惹得大家哄堂大笑。我聽完後，也緊接著假裝很難過，悠悠地嘆了一口長氣說：「唉，我們本是同根生，相煎何太急呢？」這下又再次惹得全桌的人大笑不止。

這又讓我想到，某天我與幾位朋友去某個同學家作客，他父親很熱情地款待我們。等到大家吃飽喝足後，他父親想說就來看電視，並順便閒話家常聊聊天。

當他父親準備起身，問大家要不要看電視時，可能他覺得「看」這個字會對我太敏感，怕我有所顧忌，於是馬上改口，問我們大伙要不要「欣賞」電視啊？

事後我還故意跟我同學開玩笑，問他家的電視是不是特別漂亮？還是有什麼神奇的特異功能呢？不然，他父親為什麼要問我們要不要「欣賞」他們家的電視啊？

說到「看」這個字，我又想到另一件事。

有一次跟一位剛認識不久的研究所同學聊天。他對我看不到這件事非常關心好奇，問我平時的興趣是什麼？我跟他說，平時我喜歡聊天、散步還有看書等等。

他一聽到「看」書這個關鍵字，整個人馬上跳起來，並帶著顫抖的語氣，很不敢置信地問我眼睛不是看不到，要怎麼「看」書呢？

這問題有點難為我了，我只是用大家常用的慣用語，

在敘述看書這個興趣，並非在強調看書這個動作。就打個比方，有一位坐輪椅的肢障朋友，他的興趣是喜歡出外走走，我們應該不會白目問他說，他腳不方便怎麼有辦法「走走」呢？

若要解釋這麼多，我很怕對方會誤以為我在強詞奪理，或是假裝堅強不服輸。既然他對「看」這個字比我還糾結，比我還敏感，那我乾脆來個順水推舟，自我調侃一番。我就說我眼盲心不盲，我都是用心在看書，用心在看美女，還有用心在看這個世界。

有了這次的經驗之後，我怕會遇到下一個對「看」這個字，比我更敏感更糾結的人，我乾脆都先自我過濾，自己先進行言論審查。只要慣用語有遇到「看」這個關鍵字，我就先行刪去修正。如看書，我就會說讀書；看電視，就說聽電視；向你看齊，就改說向你學習。這樣一來，大家就能相安無事，不用多費口舌，去解釋一些有的沒的，何樂而不為！

※　※　※

說完「看」這個字後，我也來說說「瞎」，這個一樣讓人很敏感的關鍵字。雖然前面我有提到，瞎子吃蝦子的經典

案例，然而「瞎」這個字，多是出現在較負面的慣用語。

我記得有一次，我在跟我太太爭辯某件事，我們兩人爭到後來都面紅耳赤，火氣都上來了！她突然脫口而出，說我在睜眼說瞎話。

「瞎」這個關鍵字的出現，果然產生了不小的化學變化，讓整個空氣瞬間凝結，四周變得格外安靜，我們也跟著沉默不語。我太太似乎覺得自己說錯話了，怕我誤以為她用「瞎」這個字是在諷刺我，在對我人身攻擊。

我馬上裝模作樣，假裝很遺憾難過並帶著些許哭腔地說：「唉，我也好想睜眼說瞎話啊！但我不行，我現在只能瞎眼說瞎話，希望未來醫學可以更進步，能趕快治好我的眼睛，讓我恢復光明，這樣我也能享受睜眼說瞎話的快感。」

我們原本還劍拔弩張、互不相讓，氣氛被搞得很僵很沉重。還好我有自我調侃這招，即時登場救援，讓氣氛一下子變得很歡樂。

再來說說另一個類似的經歷。某天我跟幾位同事午休在聊天，聊著聊著，我們就聊到隔壁機構某某同事的八卦。其中有一個同事，可能對那個人的某個行為很不以為然，就脫

口而出說，某某人他真的很瞎。

同事這話一出口，原本大家氣氛都還很歡樂很熱烈，一下子瞬間結凍，大家突然都不敢出聲。當天在場只有我一個是視障者，其他都是眼明人，可能大家覺得「瞎」這個字對我太敏感吧！

同事好像也發現自己似乎說錯話，也跟著安靜下來，沒有繼續說下去，整個氣氛變得很詭異。

為了化解這樣尷尬的氣氛，我就自我調侃打哈哈地問說，某某人他真的跟我一樣，真的很瞎嗎？所以他也有身障手冊，一樣是政府認證過真的很瞎，而不是假的很瞎啊？我一說完，惹得大家捧腹大笑。

說真的，我們人生苦短，不如意之事常十之八九。生命中難免有一些磨難，如果每件事都要這麼敏感、這麼糾結、這麼顧忌，到頭來只會自己卡死自己，反而會把自己的磨難放大數倍、數十倍，甚至是數百倍。說真的，這樣有比較好嗎？這完全於事無補，還不如試著自我調侃、自我解嘲一番，讓生命可以「看」起來更有趣、更有意思。

※　　※　　※

　　好了，不知不覺東扯西扯就寫這麼多，我就先在這裡打住，直接進入結論。要怎麼稱呼視障者會比較好？我覺得只要態度是尊重的，語氣是誠懇的，只要不是叫我們瞎子或青瞑仔就好，稱呼我們盲人、盲友、盲胞、視障者，視障人士或視障朋友，統統都可以！

　　最後，我在這裡也不免俗地，期許眼睛有功能，或眼睛只是裝飾用沒有功能的所有人，可以的話，我們就盡量己所不欲，勿施於人，不要跟人惡言相向，或說一些惡毒的話去中傷別人。相反地，如果我們能說好話做好事，就盡量說好話做好事吧！我們就以此共勉之，大家下次見！

作者　loser_fat_insider（小魯）
標題　[問卦] 視障者為什麼要戴墨鏡？
時間　Wed Jun 26 03:13:44

　　大家好，小魯我又來了，我又有問題想請教板上大大神人們！

　　事情是這樣的，我目前大約每週或每兩週就會去我家附近的視障按摩小站光顧，請那裡的師博幫我按一下。然而，我發現一件事讓我覺得滿困惑的，這些視障按摩師幾乎每個人都會戴墨鏡。而我過去在看電視時，也發現史提夫·汪達、李炳輝或蕭煌奇這幾位視障歌手，他們也都會戴著墨鏡。

　　我們一般人會想要戴墨鏡，原因不外乎是為了遮擋太陽，避免陽光太刺眼或紫外線傷害到我們的眼睛會影響視力。但我想不透的是視障者又看不到，有需要戴墨鏡遮擋陽光嗎？

　　甚至我有注意到我家附近的視障按摩師，他們不只白天戴墨鏡，連晚上太陽下山後也都會繼續戴。至今我仍百思不解，不知視障者為什麼要戴墨鏡？

另外，我又想到視障朋友看不到，那他們眼睛是閉著還是張開著呢？我自己猜想應該會是閉著吧，因為看不到所以眼睛就不需要張開啊！

當然這只是我個人的猜想，這之間不知道有沒有卦？希望有經驗的大大們能幫小弟開釋開釋。在此，就先謝謝願意回答的好心網友們！

作者　blindbull007（盲牛大叔007）
標題　Re: [問卦] 視障者為什麼要戴墨鏡？
時間　Mon Jul 1 16:34:58

大家安安大家好，我是盲牛大叔007，我又上來發發廢文了！

關於視障者為什麼要戴墨鏡？還有視障者的眼睛是張開著還是緊閉著？我身為一名資深盲人，加上我出門也都會戴墨鏡，所以我想這兩題應該在我的守備範圍內，不然就由我來回答。若我在回答上有誤或有不足之處，也歡迎其他大大們不吝補充指教！

→視障者平時眼睛是張開的，還是閉著呢？

在回答視障者為什麼要戴墨鏡這個問題之前，讓我先回答第二個問題，視障者的眼睛是張開著還是緊閉著？

就先說說我自己的例子好了，我雖然雙眼全盲，甚至沒有光覺，眼睛張開還是閉著對我來說沒什麼差別。眼睛對我而言，充其量就只有裝飾的作用，而沒有任何功能可言。

回想在我以前看得到的時候，就習慣眼睛張開著，但當我看不到之後，我還是改不了這個習慣，眼睛還是會不自覺想張開。

　　我以前也曾想過，既然都已經看不到了，眼睛張開對我也沒什麼用，為何我不乾脆就一直閉眼算了！後來我就做一個小小的練習兼實驗，強迫自己每天一大早睡醒就開始緊閉雙眼不要張開，看看能不能改掉張眼的習慣。

　　我一開始還可以強迫自己閉著眼睛，但時間一久，只要一鬆懈，不知不覺我的眼睛又會自然張開，真的是屢試不爽。我前前後後總共練習了好幾十次，但還是改不了張眼的習慣。最後，我決定放棄，並得到一個結論，就是要強迫自己一直緊閉著雙眼真的好難好難。

　　或許有網友看到這裡，會認為有可能因為我是後天失明，所以會習慣一直張開眼睛，如果是先天全盲的朋友，應該從小到大都是一直閉著眼睛吧？

　　我一開始也是這樣認為，後來經我的明察暗訪，加上到處詢問求證之後，發現有些先天失明的朋友也會張開眼睛，而後天失明的也有人是閉著眼睛。

經過深入調查後發現，視障朋友張開或閉起眼睛的主要原因，並非是因先天或後天失明的緣故，大部分都是跟眼球狀況有關。如果是先天性的小眼症、無眼症，或是後天各種原因造成眼球萎縮、損傷或摘除，這類通常會閉起眼睛，或是直接裝上義眼。

對了，讓我再稍微補充一下，目前醫美技術進步，義眼幾乎看起來跟真的沒啥兩樣，甚至還更水汪汪更亮晶晶，所以視障者戴上義眼後，反而被誤會是眼明人的也大有人在。

→視障者為什麼要戴墨鏡？

好了，回答完第二個問題後，接下來回答第一個問題，視障者為什麼要戴墨鏡？

我在前面有稍微鋪哏提到，有些人因眼球萎縮、損傷或摘除，怕不好看就會戴義眼。雖然義眼看起來跟真的沒啥兩樣，但有些人嫌戴義眼太麻煩，就乾脆戴上墨鏡，既簡單又方便。戴上墨鏡不但可以遮醜，看起來還可以更酷更帥氣。

視障者戴墨鏡除了如上所述為了遮醜外，有的則是為了避免不必要的誤會，像我就是這樣。這話要怎麼說呢？不然

接下來就拿我的例子來獻醜。

　　其實以前我並沒有戴墨鏡的習慣，但後來發生了幾件事後，讓我決定戴上墨鏡。至於發生什麼事，就請大家稍安勿躁，繼續聽我娓娓道來。

　　第一件事是這樣的，我還記得十幾年前，那時我還算年輕。某天我下班搭捷運準備回家，捷運引導人員帶我去坐博愛座。車子開著開著，突然我聽到前方有人朝向我這個方向說：「人在做天在看！我看你還要坐多久！」那語氣聽起來不是很友善，聲音聽起來有些年紀但仍十分宏亮，感覺應是一位中氣還非常十足的阿伯。

　　我想這位阿伯可能是在跟別人說話，他應該不是在說我吧？我又沒惹到他。所以當下我就沒有理會這位阿伯，自顧自地做我的事，繼續戴著耳機聽音樂。

　　這位阿伯又開金口了，聲音更大更嗆。整個車廂原本還鬧哄哄的，一下子變得格外安靜，我在想可能所有的乘客，都把焦點放在阿伯身上也說不定。

　　「少年仔，我就是在說你，你坐的是博愛座，你還不趕快給我起來！」阿伯拉高嗓門大聲吼著。

我在想這位阿伯可能是在說坐我隔壁的那個人，總不可能是在說我，應該不太可能是要我這個視障者讓位給他吧！我心想不關我的事，於是沒理他，繼續做我的事。

　　這時，阿伯突然用力拍我兩下，並大聲嗆我說：「你是耳聾還是怎樣？我在跟你說話你沒聽到嗎？你沒看到我這老人家站在你面前嗎？你現在坐的是博愛座，還不敢快站起來讓位！」

　　我一開始覺得有些錯愕，為什麼阿伯要我這個視障者讓位給他坐啊？但我臉皮比較薄，從小到大都不太喜歡跟人爭一些有的沒的。如果可以息事寧人，我就盡量息事寧人；可以大事化小，我就盡量大事化小；人家叫我讓位，我就起來讓位就是了。

　　「不好意思，我是視障者眼睛看不到，我剛才不知道你在跟我說話！」我趕快拿起白手杖起身，十分抱歉地說著。

　　「你是視障者喔？你沒說看不出來，看你還滿硬朗的。我不知你是視障者啦，歹勢歹勢，你坐你坐！」阿伯一邊說著，一邊用力想把我推回椅子上坐好。他的口氣一下子也變得和緩許多，沒像之前那麼嗆辣！

這時我們一老一少，就在整個車廂的眾目睽睽之下，上演著壓制與反壓制的詭異畫面。一個想從椅子上站起來，而另一個則是想把對方壓回椅子上坐好，雙方勢均力敵，誰也不讓誰。直到坐在旁邊的人似乎看不下去，乾脆起身讓位給這位阿伯，才化解這次尷尬的僵局。

　　事後想想，可能是我的眼睛看起來跟一般人沒啥兩樣，而且我又不習慣一直閉著眼睛，如果我沒特別拿出白手杖，還真的容易讓人誤會，以為我也是眼睛看得到的眼明人。沒想到因為這樣的陰錯陽差，也讓我意外參與到「博愛座是否讓位」的風波中。還好最後我順利安全下莊，並非以全武行收場，鬧上社會新聞版面。

　　※　　※　　※

　　說完第一件事之後，接下來說說第二件事，一樣是發生在十幾年前的一段往事。

　　在分享這段故事之前，我覺得有必要先跟大家前情提要一下，就是雖然我眼睛看不到，但當我很專注在聽某個聲音時，我的眼神就會不自覺往那聲音的方向飄去，而我要說的這段故事，正好與這個狀況有關。

我還清楚記得，那天我一個人去某個餐廳用餐，正好左邊隔壁桌坐著三、四個年輕人。他們一邊吃飯一邊興高采烈地聊天，聽他們的談話還會不時夾雜著國罵連發，我猜他們應該是網路上俗稱的「8+9」。

他們可能是聊到好笑的事情還怎樣，會聽到他們不時地哈哈大笑。這下就引發我滿滿的好奇心，心想他們到底在聊什麼好笑的話題，不然為何會笑得這麼誇張。

於是我就很專注且默默地偷聽他們到底在聊什麼，而為了不讓他們發覺我在偷聽，我還刻意保持臉部固定朝向前方不動，避免朝向左邊他們所坐的方向。

我很認真地聽著，他們好像是在聊某個朋友的糗事，而且聽他們描述的情節還真的滿好笑。我當時有盡量克制自己，不然真的會忍不住也跟著笑出聲來。

我就這樣聽著聽著，越聽越入迷，也越聽越專注。他們大伙不知怎麼搞的，突然安靜下來，誰都不說話。接下來則是一陣沉默，我不知道這之間到底發生了什麼事，只好也跟著靜觀其變。

「平頭仔，你瞪什麼瞪，欠揍喔？」突然其中有一個人

朝我的方向大聲嗆聲說著。

其他桌的客人原本還鬧哄哄的，這下也跟著安靜下來，整個餐廳呈現一股難以言喻的肅殺之氣。我猜想他們應該不是在說我吧，我眼睛看不到已經很久了，現在完全不能也不會瞪人了！

沒想到社會新聞經常出現那些兩邊群眾一言不合，大打出手，棍棒齊飛，多人掛彩，還傷及旁邊無辜的畫面，竟然有可能就要發生在我的面前，況且我還是坐在搖滾區最前排中央的位置吶。我心想不知現在默默離開，是否還來得及？

我不自覺摸摸我背包裡折疊好的那根白手杖，確定是否還在，還好有摸到我的白手杖正靜靜躺在背包裡的一角。同時，我腦中也快速轉了好幾個念頭，等一下要跑，要防身，甚至是要被迫參戰，至少我還有手杖可當武器，而不是赤手空拳。想到這裡，我心裡就感到踏實許多。

我一邊心裡暗自盤算，一邊聽著周圍的後續動靜。

等等，不對啊，我右邊靠牆沒有坐人。而且我前幾天才剛剪頭髮，剪了一個十八分的大平頭。想到這裡，我還下意識地用手摸摸自己的平頭，心裡則是暗叫不妙，一股涼意從

頭到腳，再從腳底回到頭頂流遍我的全身。

「X你娘，我就在說你，你還給我假死！」那位仁兄用力拍桌並大聲罵著。

「歹勢，請問你是在跟我說話嗎？」我一邊用手指著自己，一邊帶著十分歉意，並夾雜著顫抖的語氣怯生生地問著。

「X你娘，我不是跟你說話，難道我是在跟死人說話嗎？」這人更氣pupu地說著。

「歹勢歹勢，我是視障者，眼睛看不到，我不知道你在跟我說話！」我硬著頭皮跟對方道歉。

這時又換來一陣更長的沉默，整個餐廳幾乎安靜到只能聽到冷氣機嗡嗡作響的聲音。

「歹勢歹勢，沒事啦！不知你眼睛沒看到，一切都是誤會啦，吃飯吃飯！」有一個聽起來似乎是帶頭老大的聲音，跳出來打圓場化解尷尬。

還好，原本有可能要上演的一場腥風血雨全武行大亂鬥，最後竟然能化干戈為玉帛，而處在震央位置的我，也能

順利安全下莊，這也算是奇蹟一件。

　　事後想想，可能是我太專注聽他們聊天，眼神不自覺地往他們的方向飄過去，讓他們誤以為我在斜眼瞪他們，而我還不自知。

　　經過這兩次的誤會，雖然最後很幸運地都能和平收場，但這類的誤會所造成的後果可大可小，甚至有可能登上新聞版面，或是全身掛彩危及生命。

　　我後來有跟其他視障朋友聊到這些事，某位視障大老建議我，要不要乾脆戴墨鏡算了，這樣就可以避免類似的誤會產生。

　　平心而論，戴墨鏡或許會有標籤化的可能，就像白手杖一樣。墨鏡長期下來，已約定俗成，成為我們視障者的重要標誌之一。

　　但有些時候為了避免誤會，我們似乎還是有必要向這個社會主動宣告自己視障的身分，為自己貼上視障的標籤，以求明哲保身。

　　※　　※　　※

好了，不知不覺東扯西扯就寫這麼多，我就先在這裡打住，直接進入結論。視障者為什麼要戴墨鏡，有些是因眼睛受傷或病變，戴墨鏡可遮擋變形的眼球；不然就是像我所發生過的例子那樣，可以避免產生不必要的誤會。另外，視障者的眼睛，有的會張開，有的則會緊閉著，這跟眼球狀況是否完整有關。

　　最後，我在這裡也不免俗地，祝福眼睛有功能，或眼睛只是裝飾用沒有功能的所有人，不管是為了要遮擋陽光保護自己的眼睛，或是為了要美麗帥氣，還是像我那樣為了避免誤會衝突，有需要的時候，大家都可以把墨鏡戴好戴滿，我們就以此共勉之，大家下次見！

作者 loser_fat_insider（小魯）
標題 [問卦] 視障者會不會做夢？
時間 Thu Jul 25 04:32:04

　　大家好，小魯我又來了，我又有問題想舉手請問板上大大神人們！

　　事情是這樣的，最近不知是因為快到月底，工作業績壓力較大還是怎樣，這幾天晚上睡覺一直做惡夢，已經連續有好幾個晚上因做惡夢睡到一半被嚇醒。我黑眼圈本來就很深了，現在快變成熊貓眼了！

　　像我剛才就是這樣，睡到一半竟然夢到工作出包，被老闆狂電後嚇醒。現在我正躺在床上滑手機，但全身都在冒冷汗很不舒服。剛才的夢境仍然十分清晰，腦海仍可浮現夢裡老闆那張扭曲又凶狠的臭臉。

　　我突然想到視障者看不到，他們也會做夢嗎？如果視障者也會做夢，那他們的夢裡也會有影像嗎？我猜想視障者看不到，應該不會像我這樣，時不時就會夢到老闆。這之間不知道有沒有卦？希望知道的好心網友們能回答一下。在這裡，先謝謝願意回答的大大們！

作者 blindbull007 (盲牛大叔007)
標題 Re: [問卦] 視障者會不會做夢?
時間 Sun Jul 28 22:02:07

大家安安大家好,我是盲牛大叔007,我又上來發發廢文了!

關於視障者看不到會不會做夢?身為失明三十多年的資深盲人,這題應該算是我的守備範圍,不然就由我來負責回答。若我在回答上有誤或有不足之處,也歡迎其他大大們不吝補充指教!

在回答這個問題之前,先容許我小小科普一下。

人家說斯斯有兩種,而我們視障者也有兩種,一種是先天全盲,另一種是後天全盲。

先天全盲與後天全盲這兩種,雖然都是全盲,但這兩者有什麼差別呢?

先天全盲的人,主要是在出生或嬰幼兒時期,因各種原因而導致雙眼失明。他們可能曾短暫,甚至是從未真正好好

看過這個世界，對這個世界到底長怎麼樣，通常沒有太多的印象，也沒有什麼視覺記憶，所以常缺乏顏色、影像等的視覺概念。就如同〈你是我的眼〉這首歌裡的某段歌詞所寫的那樣：「你說的黑是什麼黑？你說的白是什麼白？」

後天全盲就像我一樣，我們在失明之前曾好好看過這個世界。我常跟人開玩笑說，我在失明之前，該看的都看過了，而不該看的，我也有偷偷看過。因此後天失明的人，多存有視覺概念與記憶，所以我當然知道，你說的黑是什麼黑，你說的白是什麼白。

小小科普結束，我們對於先天全盲與後天全盲都有初步的認識之後，接下來我就來回答視障者看不到，夢會長怎樣這個問題。

說到做夢，我發現連我家的狗狗半夜都會說夢話汪汪叫了，視障者也是人，也是生物，當然也會做夢，只是夢境會有所不同罷了！

至於視障者的夢境會有哪些不同？例如視障者看不到，做夢會不會有影像？還是都完全黑黑的一片沒有畫面呢？

這就要從先天全盲與後天全盲之間的差異說起。

→先天全盲者的夢境──除了沒畫面，其他都有

我在前面小小科普有提到，先天全盲沒有視覺概念或視覺記憶，因此，他們所做的夢幾乎都沒有影像與畫面，最多可能只有一些自己對於影像的想像或投射罷了。

說到這裡，一定會有人很好奇，做夢沒有畫面，那先天全盲朋友的夢境裡到底會有什麼東東呢？

我就曾問過強者我某位先天全盲的朋友，在這裡就先稱強者他為阿明好了。

阿明曾跟我提過，他的夢境雖然沒有影像沒有畫面，但卻充滿聲音，有時也會夾雜一些味覺或觸覺上的感受。

當時聽阿明這樣一說，我容易畫錯重點的老毛病又犯了！我就問阿明有沒有做過吃牛肉麵的夢呢？不知在夢裡大快朵頤吃牛肉麵會是什麼感覺啊？

很可惜，阿明跟我說他不吃牛，所以從來沒有做過吃牛肉麵的夢。但阿明有跟我透露，他曾做過一個至今仍然讓他回味無窮的美夢。

阿明說那個夢境非常真實，如今似乎還「歷歷在目」。

他夢到跟一位暗戀多年的女生約會，在這裡就先簡稱那位女生為小美好了。

阿明夢到他跟小美兩個人，在某個咖啡廳約會。夢裡除了有小美好聽悅耳的聲音外，還有咖啡廳播放著輕柔的古典音樂以及陣陣傳來烹煮咖啡的香氣。

在夢裡，阿明說他與小美兩人始終是手牽著手，而且是十指緊扣那種。

「那小美的手，在夢裡摸起來是什麼感覺？」我畫錯重點的老毛病又再度發作，我好奇地問著阿明。

「小美的手，摸起來好滑好細好好摸！」聽著阿明似乎很陶醉地說著，讓我也跟著感到有種甜甜的幸福感。

「那接下來呢？」我心跳開始加速地追問著，心想接下來會不會有大家所期待，充滿香豔刺激的夢境準備上場。

「接下來，我就醒了！」

我心想阿明這夢境的結局，也太可惜、太美中不足了

吧！但回頭想想，至少阿明在夢裡有聽、有聞、有摸，還有牽牽小手這樣的小確幸，雖然缺少色，但香與味都俱全了！我想這樣對當時的單身宅宅阿明來說，應該也算足夠了！

說到先天全盲者的世界，像阿明這樣完全沒有影像沒有畫面，連做夢也是。這又讓我連想到，如果帶阿明去觀落陰遊地府，或是帶他去催眠回到前世，那劇情會怎樣演下去呢？是否會跟做夢一樣，完全沒有畫面沒有影像？還是阿明可以暫時恢復光明，當下能夠「看」到陰曹地府裡的一景一物，或是「看」到他的前世呢？

如果是後者，那就太完美了！搞不好阿明觀落陰去了一趟地府走走之後，就能有視覺概念。這樣阿明從此之後，就可以知道別人說的黑是什麼黑；別人說的白是什麼白了！這說來也算是功德一件啊！

→後天全盲者的夢境──還是有那麼一點不一樣

說完先天全盲者的夢境後，接下來就換我上場，說說我這個後天失明者的夢境有什麼不同。

雖然我看不見有三十多年，但我在十六歲失明之前，

還是有好好看過這個世界，所以我是有視覺概念的，而我的夢境也會有畫面有影像。只是這些畫面，可能會跟其他眼明人有所不同。有的畫面已被時間定格；有的是夾雜著我自己的想像與投射所拼湊而成；有的畫面則是色彩繽紛、十分亮麗。

聽我這麼一說，或許有人會覺得有些深奧，似懂非懂，讓人很難捉摸。不急，繼續聽我娓娓道來。

首先，我先來說說「畫面已被時間定格」究竟是什麼意思。為了讓大家更容易了解，我簡單說一個我曾經做過的夢。

我還記得在前幾天我做了一個夢，在夢裡我夢到我爸媽。他們在夢境裡的樣子，就跟我失明前對他們的印象一樣，還是那麼年輕，那麼有朝氣。

即使已過了三十多年，在夢裡的爸媽仍是青春永駐，但我相信現實並非如此，我爸媽現在的外表，應該跟我所夢到的會有所出入。他們有可能已滿頭白髮、滿臉皺紋也說不定。

所以如果我夢到的是以前我曾看過的一景一物，在我的

夢裡，這些景物是不會隨著時間的流逝而更新，反而會被時間定格，繼續保有當初我記憶中的模樣。

說到這裡，也許會有人想到，如果我夢到的景物，是我失明之後曾未看過的，那這些景物在我的夢境裡，一樣會有影像嗎？還是只有聲音而沒有畫面呢？

回答這個問題之前，我再來說說另一個我曾經做過的夢。

以前在讀大學時，常聽同學私下議論某個系上的小學妹，在這裡我就先稱她為小倩。同學們常說小倩長得很正，並誇說她算是校花等級，若真的要辦校內選美，小倩擠進前三名應該沒問題。

小倩跟我算小熟，她的聲音也滿好聽的，且她又是人美心更美那種。有時在路上遇到我，還會主動帶我過馬路。

你知我知大家都知道，人有時會日有所思，晚上就會夜有所夢。某天晚上我竟然夢到小倩，夢裡我們就像情侶那般聊天約會，很真實也很美好。

雖然，我從來沒有真正看過小倩的樣子，但她在我夢裡

還是有影像有畫面的。至於小倩在我的夢裡是長怎樣呢？我是從同學對她的描述，如長髮、大眼、瓜子臉、身材纖細等線索，再加上我的想像力所投射拼湊而成。我在想，真實的小倩應該會跟我夢裡所看到的小倩有所不同，但一樣都是美女等級才對！

說到小倩，讓我插播另一件聽來有趣的事情。

前幾年，我有次受邀到某個國小進行生命教育演講，分享我失明後的生命歷程，藉此鼓勵小朋友奮發向上，同時愛惜生命，保護眼睛，關懷視障者。

還記得當天，有位小朋友問我，我看不到之後，最大的遺憾是什麼？

我想了想後，有感而發回答他說，在失明之後，我最大的遺憾就是，再也沒有機會看到美女！

語畢，惹得大家哄堂大笑，隨後馬上就有另一位小朋友大聲並認真地安慰我說：「叔叔，你不要難過，看不到美女沒關係，你可以改用摸的！」

大家聽完後，馬上全場狂笑不止，屋頂差點都被掀翻。

插播完畢，言歸正傳。既然提到我的夢境都會有影像有畫面，或許有人會好奇想問，如果我在夢裡都能看得到，我的角色是不是變成一名眼明人，而不是視障者了呢？

　　說到這個，我覺得在我的夢裡，我的角色還滿錯亂的。有時是眼明人，在夢裡我完全可以行動自如，不需假手他人協助。但有時在夢裡，我還是繼續當視障者，即使在夢裡看得見，但我還是要拿白手杖才敢出門。這聽起來會不會很矛盾啊？

　　我記得我曾經做過一個夢，夢到我要去學校上課，但我卻一直找不到我的白手杖，沒辦法出門。不論我怎麼找，就是找不到，心急如焚，想說上課都快遲到來不及了！

　　雖然我在那場夢裡是完全看得到的，但在夢裡我的身分就是一位視障者，我需要拿手杖才可以安心出門。

　　原本還以為是一場惡夢，突然我心中的女神小倩不知從哪裡冒出來。她問我有沒有需要幫忙，可以順便帶我去學校上課。果然人美心更美，連在夢裡也是美的。還好小倩即時出現救了那場夢，讓整場夢境有了大翻轉，到最後能以 happy ending 做收尾。

對了，說到在夢裡我是看得到的，就讓我想到另一件事。不知大家所做的夢，大部分是黑白還是彩色的呢？

　　我現在所做的夢，有時是黑白，但有時也會是彩色的。但我記得我剛失明的那幾年，我所做的夢幾乎都是彩色的，而且顏色都非常的鮮豔奪目、十分亮眼，就好像在看全彩電視那樣。

　　如今，我失明已三十多年，我的夢境也逐漸趨於平淡，很少會再出現色彩那麼鮮豔繽紛的夢境。

　　為何失明之初我所做的夢境，色彩都是如此鮮豔繽紛呢？我在想可能跟心理學上所說的「彌補作用」有關。潛意識可能是透過色彩亮麗的夢境，來彌補我現實世界裡失明看不到的缺憾吧！

※　　※　　※

　　好了，不知不覺東扯西扯就寫這麼多，我就先在這裡打住，直接進入結論。視障者雖然看不到，但還是會做夢。至於夢境會不會有影像，如果是先天全盲沒有視覺經驗，做夢幾乎很難會有影像，最多只是個人的想像或投射。而後天失

明則多有視覺經驗，其夢境也往往都會有影像，甚至有可能是色彩奪目亮麗的美夢。

　　最後，我在這裡也不免俗地，祝福眼睛有功能，或眼睛只是裝飾用沒有功能的所有人，大家每天都能做好夢說好話，大家所做的美夢都能成真，希望都能美夢相隨，我們就以此共勉之，大家下次見！

作者　loser_fat_insider（小魯）
標題　[問卦] 視障者會不會怕鬼？
時間　wed Jul 31 22:45:32

大家好，小魯我又來了，我又有問題想舉手請問板上大大神人們！

事情是這樣的，前一陣子不知怎麼搞的，連續好幾天晚上，我睡到一半感覺好像有人在壓我。當時我想叫卻叫不出來，要爬也爬不起來，一直處在半夢半醒的彌留狀態。我上網查了一下，這好像就是所謂的「鬼壓床」。

但讓我百思不解的是，平時我又沒做什麼虧心事，反而看到老婆婆要過馬路時，我都還會特別好心扶她過去。另外，我也沒有說一些不該說的話，開一些不該開的玩笑，或是去一些不該去的地方，也沒有鐵齒故意去鬼屋或墓仔埔探險。

我在想會不會是週日就是農曆7月鬼門開，有些好兄弟已經迫不及待先跑出來逛大街了？既然說到阿飄，我突然想到，視障者看不到，不知道會不會怕鬼？

我猜視障者看不到阿飄，照理說不會怕鬼才是，但只是我個人的猜想。這之間不知道有沒有卦呢？希望有經驗的大大們能幫小弟開釋開釋。先謝謝願意回答的大大們！

大家安安大家好，我是盲牛大叔007，我又上來發發廢文了！

　　今天正好是農曆7月1日鬼門開，不管大家的宗教信仰為何，只要秉持孔老夫子所說的「敬鬼神而遠之」就對了！這段時間大家還是盡可能小心為上，不要太過鐵齒、太過囂張。

　　說到鬼門開，我前幾天正好在板上讀到有位網友在問，視障者看不到，會不會怕鬼呢？身為看不見有三十多年的資深盲人，又加上對阿飄略有研究，我想這題應該算是我在行的，不然就由我來試著幫大家解惑。若我在回答上有誤或有不足之處，也歡迎其他大大不吝補充指教！

　　有關視障者會不會怕鬼，我不知道別的視障者是怎樣，如果問我，說真的我雖然看不到，但我還真的很怕鬼啊！

→盲叔的鬼屋大冒險

說到這個，就讓我聯想到以前年輕的時候，某天我跟幾位朋友去南部某大型遊樂園玩的經驗。那時候大家都還算年輕，越刺激的設施，我們越愛玩、越想玩，包括雲霄飛車、自由落體等。而那個遊樂園的鬼屋是有名的恐怖，我們當然不可能放過，一定要進去裡面好好探險一番。

還記得，我們大伙人在鬼屋門口前排隊等待進去時，工作人員還假鬼假怪，拿符咒在我們周圍前後來回比畫，營造一種難以言喻的詭異氣氛。當我們準備要進去時，每個人你推我，我推你，就是沒有人想要當第一個，走在最前面幫大家開路。

這時有一個叫蛋頭的，突然指著我說：「盲叔眼睛看不到，應該不會怕鬼。」就要我走在最前面幫大家開路，其實意思就是要我幫大家擋子彈。我平時對蛋頭還算講義氣，沒想到在這個節骨眼，蛋頭竟然公開的出賣我！

我心裡暗暗叫苦、百口莫辯。就這樣，在眾人吆喝下，我只好硬著頭皮，拿起白手杖，一夫當關走在最前面。而蛋頭則是走在我後面，搭著我的肩頭，控制我前進的方向。我

們一行六個人，在我的帶隊下，浩浩蕩蕩、嘻嘻哈哈，一個接一個，走進了傳說中最可怕的鬼屋。

一走進去，寂靜無聲，冷風迎面襲來，還可以聞到嗆鼻的消毒水味。陰森恐怖之感，油然而生。

我拿著手杖，左點右滑，一步一步被蛋頭推著往前走。就這樣，我們一邊驚叫連連，又一邊嬉嬉鬧鬧，好不容易完成我們的鬼屋探險之旅。出來時，我們還清點一下人數，還好沒少一個人，也沒多一個人。

至於這次的鬼屋經驗，說可怕嗎？對我這個很怕鬼的人而言，我私心覺得還滿可怕的。尤其是要我走在最前面，在什麼都看不到的情況下，也不知道會有什麼東西突然撲過來，根本來不及閃躲啊！

其中還發生一段插曲，當下我真的嚇到差點閃尿。

我們一群人走到一半，說時遲那時快，我的手杖不知怎麼搞的，好像被什麼東西拉住不動！我試著用力拔，怎麼拔也拔不起來，拉也拉不動。這時，我心裡覺得毛毛的，趕快請後面的蛋頭，幫我看我的手杖是怎麼了，是被什麼東西拉住了？

蛋頭這時變得比我還膽小，超沒用的，一直說裡面很暗，黑漆漆的，他根本看不到也不敢看，要我自己蹲下來用摸的摸摸看。

　　蛋頭你都不敢看，那我怎還敢亂摸啊！

　　我沒辦法往前，我們一行人就這樣被困住了，進退兩難。但一直在這裡耗著也不是辦法！我只好硬著頭皮，一邊嘴裡不斷地默念著阿彌陀佛、阿門與阿拉，一邊則是鼓起勇氣，以最緩慢的速度慢慢蹲下去。我的手順著手杖往前摸，突然我摸到一個毛毛軟軟的東西，很像是魔神仔的手。我嚇到一面大叫，一面倒退好幾步。

　　後面有人問我是怎麼了？有摸到什麼東西嗎？我驚魂未定、結結巴巴地說，我好像摸到魔神仔的手。大伙聽完後，面面相覷，沒人敢繼續搭腔。

　　接下來該怎麼辦呢？我們現在是騎虎難下，進退不得。其中同行有個叫阿輝的，膽子比較大，他拿出手電筒往前一照。

　　原來前面有兩塊地毯沒有鋪平，我的手杖正好不偏不倚，插進兩塊地毯中間的細縫裡。他轉一下手杖的角度，就

順利將手杖抽出來。還好只是虛驚一場，原來我剛摸到的是地毯的絨毛，而不是真的摸到魔神仔的手。

→視障者的靈異體驗

既然提到鬼屋，也曾有人問我，我們視障者看不到，會不會對空間磁場較敏感，會不會有異於常人的感應力，較容易感應到靈界的好兄弟呢？

說真的，別人我是不知道，我知道自己才疏學淺，絕對沒有這樣的超能力或靈異體質。不過我可以分享其他視障者遇到阿飄的經驗。

先說說我某位強者好朋友的奇人異事，在這裡就先稱這位強者為小明好了。小明算是弱視，或稱低視能（low vision），他還看得到，只是看不清楚，即使配眼鏡也沒什麼作用。

但說也奇怪，小明雖然眼睛視茫茫，看人不是看得很清楚，但他有時可以看到靈界的阿飄們，而且還看得格外清楚，這下他視障都不視障了！

據小明的說法，他如果經過一些比較陰的地方，或是他當天身體狀況比較不好，就很容易看到一些靈界的阿飄跟他揮手打招呼。

聽小明這麼一說，就引發我滿滿的好奇心與求知慾。我很想知道，他所看到的這些靈界的飄哥飄姐們，到底都長怎樣啊？

據小明描述，他們長得就跟鬼片裡演的一樣，各式各樣都有，有的是青面獠牙；有的是舌頭伸長長的；有的是只剩半張臉等等。

對於小明所說的這些，我還是半信半疑，暫且有些保留。

這裡還有更神奇的，弱視的視障者說他看過阿飄就算了，我還聽過有全盲的視障者說他曾摸過阿飄！

那是聽另一位強者我朋友說的，在這裡就先稱他為阿志好了。

阿志是我以前讀啟明學校時的學長，他的眼睛跟我一樣都只有裝飾用沒有任何功能，我們都是全盲。阿志學長常說

他以前曾摸過阿飄，而且還不止有一次。他說阿飄的皮膚摸起來冰冰涼涼、硬硬乾乾的，沒什麼彈性，跟硬掉的橡皮沒啥兩樣，那觸感摸起來不是很好。而且他說阿飄也會散發出一種很難聞的味道，類似像腐肉酸掉壞掉的臭味。另外，阿志還補充說，阿飄的頭髮很多都很長很長。

聽阿志學長這樣一說，我畫錯重點的老毛病又犯了！

我好奇問阿志學長，那他有沒有摸過沒有頭髮，如光頭或禿頭的阿飄呢？若有，不知摸起來的感覺會是怎樣？

很可惜，阿志學長說他到目前為止，還未曾摸過沒有頭髮的阿飄。阿志學長說有可能是他摸過的阿飄還不算多，現存的資料庫還不算豐富，難以進行極端值的比較分析。他說或許這世上真的有光頭或禿頭或沒有毛的阿飄，只是他還沒有遇過也說不定。

※　※　※

好了，不知不覺東扯西扯就寫這麼多，我就先在這裡打住，直接進入結論。盲人雖然看不到，但有的還是很怕鬼，甚至是非常怕，就像我一樣。另外，雖然我們視障者看不

到，但我們有些視障者還是有可能用聽的、用摸的，甚至用聞的，而能感應到靈界阿飄的存在。

　　最後，我在這裡也不免俗地祝福眼睛有功能，或眼睛只是裝飾用沒有功能的所有人，大家都可以不要遇到阿飄，都能平平安安、順順利利！對於另外一個世界的朋友，我們還是要以最虔敬的心去對待他們，不要太鐵齒故意去打擾他們的生活。說實在的，有時我覺得有些活人反而比阿飄還更陰險、更恐怖，有被小人陷害過的網友應該就懂我所說的。所以希望我們大家都能防人之心不可無，害人之心不可有，我們就以此共勉之，大家下次見！

後記

　　我從來沒想過有機會可以出書，可以成為作家，在失明之後，更不敢有這樣的想法。

　　還記得我在大一時，某次英文課，老師問我們未來想從事什麼工作？當時我的英文程度算是中下，單字量非常有限。我想來想去，就是想不到其他適合的單字，只想到 writer 這個。我也不管三七二十一，就馬上脫口而出跟老師說：「I want to be a writer in the future.」，老師還很高興回說作家是很棒的工作！

　　但當下我是心虛的，只是想趕快交差了事就好，心裡覺得「作家」這個工作離我好遠好遠。當時一想到身為一名盲人要寫書給眼明人看，就覺得有種說不出的詭異荒誕。

　　沒想到，從我大一至今快三十年，我竟然真的有機會出版第一本書，成為一名作家，一個貨真價實的老文青大叔，只能說拜盲用電腦科技之賜，將很多的不可能變成可能。

這本書其實我已醞釀多年，一直很想寫自己失明後的故事及寫其他視障者的故事。很感謝時報文化願意給我這個機會，讓我有機會完成「出書」這個不可能的任務。同時，也要感謝王瓊苹編輯，很有耐心不斷來回提點我修正的方向，藉以增加這本書的可讀性。

　　很謝謝看官們能耐心看完這本書，希望大家會喜歡書中所描寫的情節，也對視障者的生活日常有更多的認識。不知道大家讀完我這本書後，有沒有哪一段或哪一句話，讓您們印象最為深刻呢？如果問我，書中我最喜歡下面這一段話：

　　「說真的，我們人生苦短，不如意之事常十之八九。生命中難免有一些磨難，如果每件事都要這麼敏感、這麼糾結、這麼顧忌，到頭來只會自己卡死自己，反而會把自己的磨難放大數倍、數十倍，甚至是數百倍。說真的，這樣有比較好嗎？這完全於事無補，還不如試著自我調侃、自我解嘲一番，讓生命可以『看』起來更有趣、更有意思。」

　　上述這樣的生活信念，不知不覺也成為我這本書的主色調。我寧可用更風趣、更詼諧的筆法，寫我失明後的經歷，也寫我們視障者的生活日常。即使在黑暗中的日子有時是苦澀的，但我還是不願繼續複製悲情、剪貼苦難。

最後，我在這裡也不免俗地，期許眼睛有功能，或眼睛只是裝飾用沒有功能的所有人，我們就以此信念，一起用喜樂代替悲傷、用希望代替放棄去面對每一天，大家說好不好？我們就以此共勉之，大家下次見！

視障者的機智生活：看不見，怎麼下棋、上網、過馬路？從平凡中看到不平凡，視障者的日常和你一樣豐富自在！/ 藍介洲著 . -- 初版 . -- 臺北市：時報文化出版企業股份有限公司, 2023.10
240 面；14.8x21 公分
ISBN 978-626-374-383-0（平裝）

1.CST: 眼科 2.CST: 視障者 3.CST: 通俗作品

416.783   112015721

ISBN 978-626-374-383-0

Printed in Taiwan.

VIEW134
視障者的機智生活
看不見，怎麼下棋、上網、過馬路？
從平凡中看到不平凡，
視障者的日常和你一樣豐富自在！

作者 藍介洲 | **主編** 尹蘊雯 | **責任編輯** 王瓊苹 | **執行企畫** 吳美瑤 | **封面設計** FE 設計 | **校對** 李玉霜 | **副總編** 邱憶伶 | **董事長** 趙政岷 | **出版者** 時報文化出版企業股份有限公司 108019 臺北市和平西路三段 240 號 3 樓 發行專線—（02）2306-6842 讀者服務專線—0800-231-705・（02）2304-7103 讀者服務傳真—（02）2304-6858 郵撥—19344724 時報文化出版公司 信箱—10899 臺北華江橋郵局第 99 信箱 時報悅讀網—www.readingtimes.com.tw 電子郵件信箱—newlife@readingtimes.com.tw 時報出版愛讀者—www.facebook.com/readingtimes.2 | **法律顧問** 理律法律事務所 陳長文律師、李念祖律師 | **印刷** 紘億印刷有限公司 | **初版一刷** 2023 年 10 月 13 日 | **定價** 新臺幣 330 元 |（缺頁或破損的書，請寄回更換）

時報文化出版公司成立於 1975 年，1999 年股票上櫃公開發行，2008 年脫離中時集團非屬旺中，以「尊重智慧與創意的文化事業」為信念。